EL DISEÑO HUMANO
ALIMENTACIÓN Y HÁBITOS PARA RECUPERAR TU SALUD

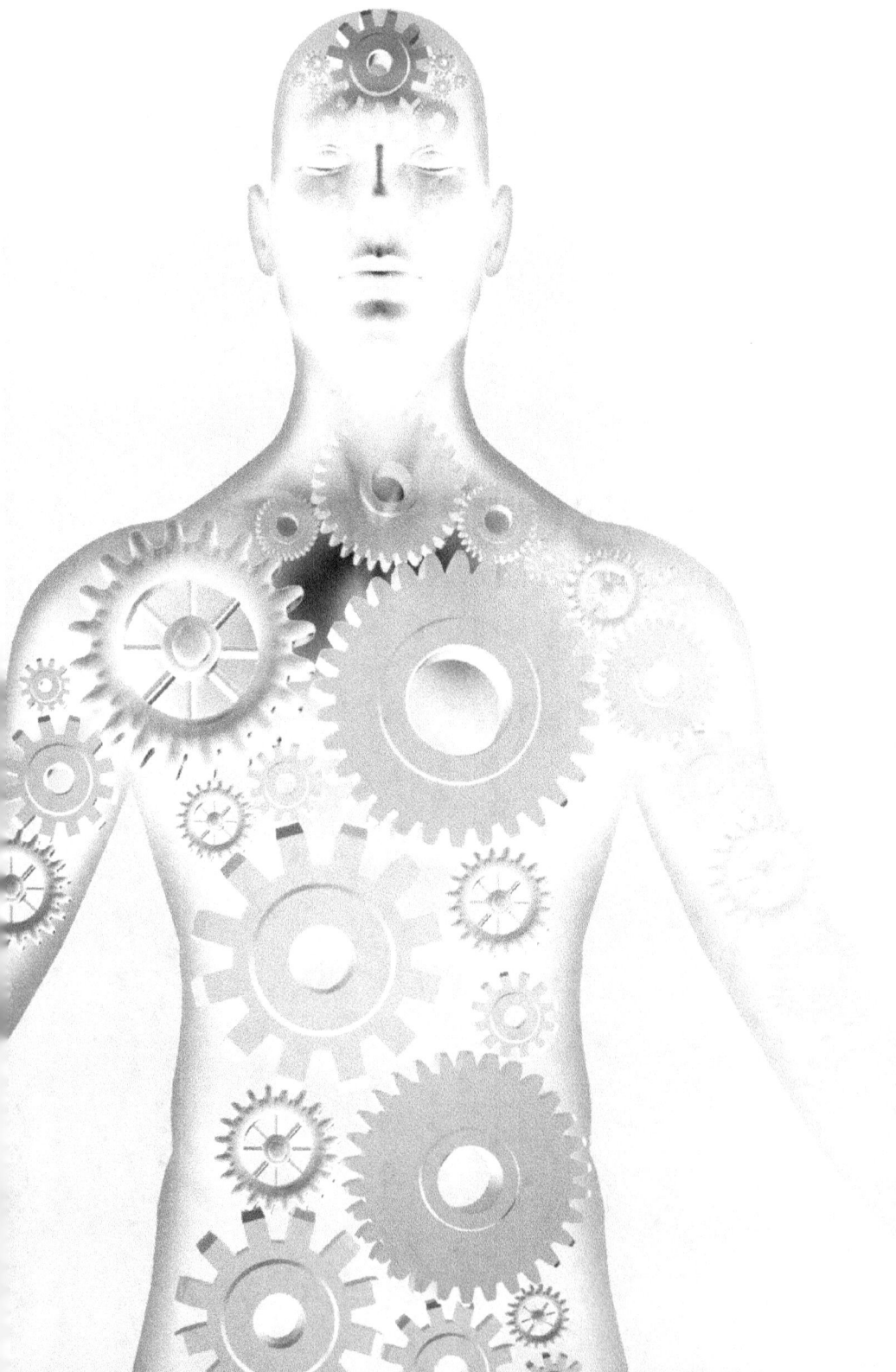

EL DISEÑO HUMANO
ALIMENTACIÓN Y HÁBITOS PARA RECUPERAR TU SALUD

JOSÉ MARÍA CATALINA DE LA PEÑA

Segunda edición: junio 2023

Impresión: Amazon España©

Del texto: José María Catalina De La Peña

Maquetación de esta edición: Dan Alonso

ÍNDICE

INTRODUCCIÓN.
RECOMENDACIONES OFICIALES QUE ENFERMAN — 7

CAPÍTULO 1.
¿POR QUÉ ENGORDAMOS CADA VEZ MÁS? — 11

CAPÍTULO 2.
LA EVOLUCIÓN HUMANA — 33

CAPÍTULO 3.
¿CÓMO NOS NUTRIMOS? LOS MACRONUTRIENTES, MICRONUTRIENTES Y EL AGUA — 41

CAPÍTULO 4.
RESOLVAMOS EL PROBLEMA. EL DISEÑO HUMANO. — 81

CAPÍTULO 5.
HÁBITOS MODERNOS NEFASTOS — 123

CAPÍTULO 6.
OTROS ASPECTOS CLAVE — 155

CAPÍTULO 7.
BREVES RECOMENDACIONES — 205

AGRADECIMIENTOS — 211

BIBLIOGRAFÍA — 213

INTRODUCCIÓN.
RECOMENDACIONES OFICIALES QUE ENFERMAN

Llevamos muchos años escuchando, leyendo e incluso estudiando una frase tan nociva como repetida: «Hay que comer 5 veces al día». Esta frase viene siempre acompañada con otras que, de igual forma, son tan conocidas como perjudiciales para nuestra salud.

Entre ellas no podían faltar: «Debes comer carbohidratos en cada una de las 5 comidas diarias». «Es mejor realizar muchas tomas diarias, de poca cantidad cada una». «Si pasas mucho tiempo sin comer, perderás masa muscular». «Los carbohidratos son esenciales para mantener la energía», etc. Sin duda podría seguir relatando muchas más consignas como estas. Frases que todos aquellos que nos hemos formado de manera reglada, los que hemos estudiado temarios de nutrición o dietética, muchos médicos o endocrinos con sus recomendaciones oficiales, la mayoría de libros escritos por profesionales del mundo de la salud o la nutrición, multitud de entrenadores y preparadores físicos... hemos memorizado sin pararnos a pensar, sin cuestionar nada y mucho menos sin experimentar algo que no fuese lo que el dogma nos había dictado.

Es triste tener que decir que hoy en día, es difícil salirse de lo oficial y de lo pautado porque «te van a apartar». Esto, tal cual suena, ya me lo ha repetido más de un amigo médico.

Estas expresiones que he relatado son, ni más ni menos, aquellas que parecían guiarte, las que si tomabas a pies juntillas iban a garantizarte la salud plena. Sin embargo, es justo lo contrario, lamentablemente, porque nos están enfermando cada día más.

Es duro, suena fuerte y si queréis hasta disparatado, ya que cuando alguien se forma en una materia, se supone que lo hace para mejorar. En este caso para mejorar su salud y la de aquellos que le rodean. Sin embargo, con los estudios oficiales de nutrición, curiosamente la población no está mejorando.

Créeme, yo mismo era reticente a cambiar esto. Yo mismo y «con más fe que nadie» debido a lo que había estudiado. Me volvía obsesivo buscando todos los productos *light*, cero y bajo en grasas, yo hacía 5 o 7 comidas al día tan pequeñas que, por ejemplo, tras la comida principal, no hacía otra cosa que mirar el reloj y ver los minutos que restaban para comerme la merienda, esa manzana tan «sana» entre horas, que lo único que hacía era multiplicar mi hambre insaciable, tan solo una hora después de haberla engullido. Yo mismo prefería comer media barra de pan en vez de un buen trozo de carne, ya que lo malo era la grasa o el exceso de proteína y lo bueno los hidratos de carbono. El azúcar para un deportista era lo más y sin él, como deportista, serías lo menos.

Durante años así hasta que mi salud, nunca de manera grave, pero sí poco a poco con diversidad de síntomas, empezaba a resentirse.

Sé que quizás gracias a mi manera de ser, a mi terquedad y también a mi pasión por los deportes, sobre todo los deportes de resistencia y en concreto el ciclismo, he sido capaz de llegar a experimentar cosas que jamás la mayoría de los médicos, endocrinos o nutricionistas podrán llegar a comprobar, por mucha teoría, etc. que estudien.

Entrenamientos de 2, de 3 o de 5 horas en solitario y con diferentes estrategias nutricionales. Midiendo todo lo medible para asegurar la validez y comprobando el resultado de todas y cada una de las estrategias posibles, venciendo al frío soriano en pleno invierno, compitiendo de forma federada a la vez que llevaba a la realidad, durante esas competiciones, las ideas o hipótesis que había estado estudiando durante horas.

Todas estas cosas que parecían disparatadas por ir contra las recomendaciones y contra lo científicamente probado, eran las que me hacían comprobar por mí mismo primero, pero también gracias a otros deportistas que confiaron en mí, que algo fallaba.

Por todo ello, decidí dar carpetazo a parte de los conocimientos adquiridos en la formación oficial, para apoyarme en otros que, por los resultados mostrados, son los realmente válidos. A través de los cuales continuar investigando, experimentando de manera real, seguir formándome, estudiar diferentes autores, científicos y sobre todo comprender el mecanismo, la fisiología, el comportamiento o la respuesta del organismo ante prácticamente todas aquellas situaciones que podáis imaginar...

En definitiva: COMPRENDER EL DISEÑO HUMANO.

CAPÍTULO 1.
¿POR QUÉ ENGORDAMOS CADA VEZ MÁS?

Multitud de estudios en todo el mundo se han centrado en intentar esclarecer o descifrar frases tan misteriosas como obvias: ¿por qué engordamos?, ¿por qué cada vez hay más obesidad?, ¿por qué crecen de forma imparable las enfermedades modernas?

Lejos de obtener una respuesta clara, todos y cada uno de los científicos que se han puesto manos a la obra no han llegado a determinar con exactitud las causas de esta situación. Ni siquiera aquellos que se supone que habían dado con la tecla, pues fueron los que, en teoría, llegaron a un consenso y elaboraron los temarios oficiales de los distintos estudios de nutrición y dietética humana, que hoy en día (lamentablemente) siguen impartiéndose.

En las últimas décadas, nadie ha arrojado luz. Más bien todo lo contrario, se ha creado una polvareda tremenda que no beneficia a nadie. Ahora la inmensa mayoría de la población no sabe si lo malo es el azúcar, las grasas, los vegetales, la carne, la sal, el pescado... ¡Vaya lío!

Sirve con echar un ojo a la famosa pirámide americana, elaborada en 1992 por el Departamento de Agricultura de Estados Unidos, que fue modificada en abril de 2005, para suavizar una recomendación que nos estaba llevando a los peores

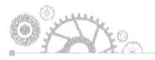

datos de salud de la historia. Como digo, tan solo suavizó una burda manipulación creada por multitud de intereses económicos. Recientemente, han seguido dando tumbos año sí año también. Con el paso del tiempo, han ido modificando partes de la pirámide según les convenía a unos o a otros.

Por lo general, el único punto en común era introducir el ejercicio en la base de la pirámide, como parche a las aguas que hacían las recomendaciones. Luego aparecían los colectivos veganos y ecologistas aumentando plantas y reduciendo o suprimiendo carnes rojas, cada país defendiendo sus intereses, el mundo del *fitness* por otro lado, todo para nada. Para seguir cada día peor, más enfermos y más gordos.

Lo curioso de esto es que la mayoría de nosotros tenemos claro lo que debe comer un león, un oso, un delfín, etc., pero parece ser que en el caso de los seres humanos es distinto, deben comer una cosa u otra según los ideales (la mayoría de veces políticos y económicos) de quien esté al mando. Es decir, sin atender a su fisiología, a su historia o a sus antecedentes. ¿Cuál es el resultado de todo esto? La salud está más deteriorada cada día, con lo que esto acarrea en todos los aspectos.

Entre todas las teorías posibles en las que se han ido basando estas corrientes nutricionales, las que más han calado en la sociedad moderna han sido la «teoría de las calorías» o «balance energético» y la teoría de «las grasas son las malas», más concretamente las de origen animal, que cuando te paras a escuchar a algunos dirigentes o personas influyentes, hablan de ellas como del peligro principal en la dieta del ser humano. Casi peor que el tabaco.

Para ponernos en contexto, nos centraremos en varios estudios científicos que os voy a mostrar a continuación. Pero, sobre todo, recordaremos dos obras de un autor muy relevante durante el siglo XX. Tan relevante como perjudicial para el pasado reciente y el presente de nuestra especie. Al menos desde mi punto de vista.

¿LAS GRASAS SON LAS MALAS? ¿EL COLESTEROL ES EL PROBLEMA?

El famoso fisiólogo estadounidense Ancel Keys fue el mayor exponente en la cruzada contra la grasa dietética, en concreto de origen animal. No deja de ser curioso que a lo largo de nuestra historia (los documentos científicos fijan la antigüedad del *Homo erectus* en alrededor de dos millones de años), hemos evolucionado principalmente a base de raíces, frutos o vegetales silvestres, junto con la **grasa y proteína animal** proveniente de la caza o la pesca. Claves ambas en el proceso evolutivo de cefalización y desarrollo humano. En definitiva, hasta ser tal y como somos ahora.

No fue hasta el Neolítico, aproximadamente hace 12.000 años, cuando apareció la agricultura y por tanto la incorporación a nuestra dieta de cultivos y alimentos vegetales «domesticados», más allá de aquellos que, como decía, se encontraban presentes de forma natural en la naturaleza y que nuestros ancestros comían de forma estacional. Imaginaos lo que suponen 12.000 años frente a dos millones de años de evolución humana... Para hacernos una idea, si dividimos nuestra existencia en 16 partes iguales, la vida con la agricultura sólo supondría una parte. Muy poco como para querer culpar a la grasa animal o al estilo de vida desarrollado en las otras 15 partes, de los males actuales del ser humano. Creo que más bien debe ser al revés.

Pero antes de entrar en materia, y para aclarar esto sin malentendidos, he de decir que estos 12 000 años de agricultura, junto con la posterior Revolución Industrial en la primera mitad del siglo XIX ha servido también para llegar a ser lo que hoy somos, a poder vivir con todo el confort del mundo, poder disfrutar los días sin pasar hambre, miseria o sufrimiento atroz. Toda parte buena tiene su parte mala y al revés. Aquí precisamente radica la cuestión.

Somos el *Homo erectus* antiguo, con su genética, con su fisiología, con toda la información recibida de esos miles y miles de años de evolución, pero inmersos de repente y sin tiempo para la aclimatación, en un mundo de confort, de abundancia, de comodidad, de tranquilidad, de sedentarismo, de tecnologías. Para el que nuestro material genético no está ni diseñado ni preparado. Por ello estamos sufriendo las consecuencias. Ni más ni menos.

Como os decía, Ancel Keys fue autor de numerosos estudios científicos, pero aquí citaremos dos que realmente crearon controversia y que, al menos para mí, reflejan justo lo contrario de lo que quiso demostrar o de aquello que quería defender.

En 1978, publicó el **Estudio de los Siete Países**, donde, a grandes rasgos, culpaba a las grasas, y más concretamente al colesterol, del problema de todo aquello que enfermaba al ser humano. Desde la obesidad a los accidentes cardiovasculares.

Este estudio tuvo mucha controversia. Hubo muchísimos defensores entre los que se encontraban obviamente vegetarianos o grandes farmacéuticas entre otros. Sencillamente las grandes farmacéuticas veían los estudios de Keys como un auténtico filón, pues los medicamentos llamados estatinas (creados para reducir los niveles de colesterol en sangre) serían el producto estrella sin discusión.

Lógicamente, Keys tuvo también muchísimos detractores, y a medida que avanzaron los años todavía más. Sus estudios sobre el colesterol no dejaban de estar manipulados en función de los resultados que él realmente quería obtener. Desde tamaños de muestras muy variables (según su interés), datos inexistentes sobre información nutricional o procedencia/calidad de las grasas, número elevadísimo de cuestionarios de los voluntarios sin rellenar, resultados contradictorios o contrapuestos, ocultaba muestras que no favorecen su teoría... Sin ir más lejos, Keys, cuando publicó el estudio, disponía de, nada más y nada menos, que ¡22 países estudiados! Sin embargo, sólo usó los siete que mejor coincidían con su hipótesis sobre el consumo de grasas y los accidentes cardiovasculares. Dejó de lado, de hecho, países con consumos de grasa muy superiores, pero que, sin embargo, carecían de un número importante de accidentes cardiovasculares.

Para muestra un botón, lo más contundente de todo es que, a medida que se ha reducido la ingesta de grasa y se ha machacado a la población mundial con el mensaje contra el colesterol, han seguido creciendo exponencialmente los accidentes cardiovasculares, las tasas de obesidad, de diabetes, de alzhéimer o de cáncer entre otras enfermedades propias de la vida moderna.

El colesterol, para este científico, estaba detrás de la mayoría de enfermedades cardiacas. Pero ¡un momento! Si es tan sencillo como culpar al colesterol... ¿Por qué infartamos?

Estaréis de acuerdo conmigo en que, cuando acudimos al médico, lo que nos controlan con más asiduidad, aquello que no falta en ninguna analítica de sangre, lo que más parece preocupar es el colesterol. Mantenerlo controlado dentro del rango aceptado por la industria farmacéutica es lo único que importa. La mayoría lo tenemos en ese intervalo «saludable», pero si está por encima, les falta tiempo para recetarnos medicamentos que lo controlen. Entonces, con el colesterol controlado, el problema debería estar resuelto, ¿no? Pues parece ser que las estadísticas acerca de los accidentes cardiovasculares no dicen eso exactamente. Hablaremos del colesterol más adelante.

LA TEORÍA DE LAS CALORÍAS O BALANCE ENERGÉTICO. ¿ES CORRECTA?

El experimento Minnessota (1945)

Siguiendo con Ancel Keys, os quiero resumir otro estudio importante que llevó a cabo. Lo que descubrió con el denominado **experimento Minnesota** fue tan importante y a la vez tan contradictorio, que de la misma forma que había sucedido con el *Estudio de los Siete Países*, creó un mar de confusión entre la comunidad científica. Realmente lo que sucedió no le venía bien al mundo *fitness*, que luchaba contra las grasas y a favor del balance energético. Recuerden que la grasa es más calórica (9 kcal/gramo) que las proteínas e hidratos de carbono (4 kcal/gramo).

A grandes rasgos, lo que Keys quería averiguar es que, si restringía la energía a su antojo, conseguiría controlar el peso corporal también a su antojo.

Para ello, llevaron a cabo un experimento durante un año con 400 voluntarios a los que sometieron a una dieta estricta e hipocalórica, de aproximadamente 1.500 kilocalorías, junto con ejercicio físico regular. La dieta estaba basada principalmente en hidratos de carbono y, lo que es peor, la mayoría de los participantes no comieron carne ni productos lácteos en 6 meses.

Lo que sucedió es que, además de adelgazar, experimentaron una reducción de un 40 % en su tasa metabólica. Es decir, de su gasto calórico basal. Pero, además, se encontraron con numerosos problemas de salud, merma en las capacidades físicas, cognitivas, emocionales (depresión), sexuales... Situaciones todas ellas que pueden observarse en cualquier trastorno de la conducta alimentaria.

Según los cálculos de Keys, los voluntarios deberían perder de media unos 35,3 kg de peso según sus teorías del balance calórico. Sin embargo, el resultado fue que tan solo perdieron 16,8 kg. Habían perdido la salud en mucha más proporción que el peso. En definitiva, una auténtica agresión a su organismo.

Lo sucedido después del experimento, lo podemos imaginar. Ni más ni menos que aquello conocido por todos y que, posteriormente, se ha venido repitiendo en todas y cada una de las dietas restrictivas o de balance energético realizadas hasta la fecha: se sucedieron las conductas de TCA (trastornos de la conducta alimentaria), sobre todo abundaron los síndromes por atracón, se ganó porcentaje graso y perduraron múltiples problemas de salud, la mayoría hormonales.

Otra circunstancia fue que los participantes recuperaron el peso perdido e incluso muchos de ellos superaron el que tenían inicialmente. Estropearte la salud sin conseguir mantener el peso en el tiempo. Seguro que os suena.

Otro estudio más reciente, del año 2006: **Patrón dietético bajo en grasas. Instituto Americano de Salud.** Dejando a un lado

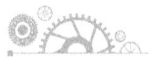

a Keys, si hay un experimento que me llama la atención, es sin duda este que se llevó a cabo en Estados Unidos a principios de los años noventa. En una lucha desesperada por demostrar que la grasa es mala y que hay que controlar siempre el balance energético por encima de todas las cosas, se llevó a cabo una intervención aleatoria con 48.835 mujeres estadounidenses de diversas etnias y orígenes. Cerca de 20 000 fueron las intervenidas dietéticamente (ya sabéis, el patrón bajo en grasas, muchas frutas, verduras o cereales y más ejercicio físico), frente a las 29.300 que actuaron como grupo de control manteniendo sus hábitos actuales. Aquellos hábitos que les habían llevado a tener esos «kilos de más».

El experimento duró más de 7 años, con un seguimiento posterior hasta los 9 años. Los resultados fueron un importante revés para los defensores de la teoría del balance energético y «CICO» (Calorías que entran - Calorías que salen), y para toda la comunidad *fit*. Aunque nada pareció importarles.

Sucedió que el grupo de mujeres intervenidas bajó de peso durante el primer año del experimento (todo cambio genera un desequilibrio hasta que el organismo recupera la homeostasis), pero poco a poco fueron recuperando el peso perdido, hasta llegar a los 9 años del seguimiento, prácticamente sin cambios significativos frente al grupo control. Sí, has leído bien, el grupo control eran aquellas mujeres que comían más «comida chatarra», estaban obesas y no habían hecho modificación alguna en sus hábitos. Además, la circunferencia de la cintura de las intervenidas dietéticamente, lejos de menguar, creció en 0,6 cm de media. Incluso hubo un grupo de mujeres (raza negra y afroamericanas) que se situaron por encima del peso que tenían al principio y que podéis ver en estas gráficas:

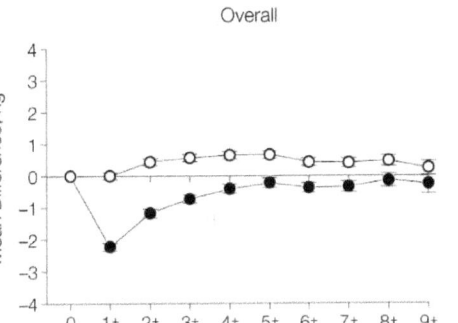 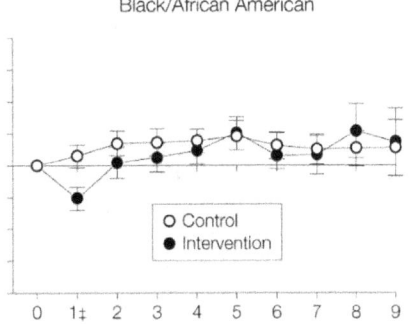

Ilustración 1.1. Variaciones en el peso a lo largo de los 9 años. Media general (izquierda), grupo de raza negra/afroamericana (derecha). Patrón dietético bajo en grasas (2006).

Con estos dos estudios muy resumidos que os acabo de mostrar, supongo que podéis haceros una idea sobre si soy o no partidario de contar calorías... Hablaremos más adelante sobre este problema creado por la industria y que hoy en día está tan peligrosamente de moda, a pesar de que la mayoría de los experimentos, y sobre todo la realidad, les da la espalda una y otra vez.

¿QUÉ DATOS REALES TENEMOS ENTONCES?

Una vez vistas ambas perspectivas, centrémonos en datos reales. Lo que es cierto es que la epidemia de obesidad y enfermedades modernas crece imparable. La curva se mantiene ascendente según pasan los años y nadie parece dar con la tecla.

Entonces... ¿comemos demasiado hasta estar sobrealimentados y por eso engordamos cada día más?, ¿comemos poco?,

¿comemos quizás lo que no deberíamos comer y dejamos de comer aquello que sí deberíamos comer?, ¿qué es aquello que nos provoca enfermedades cada vez más comunes y cada vez a edades más tempranas?

Trataremos de resolver estas cuestiones en este libro, pero de momento centrémonos en los datos reales que a día de hoy tenemos:

A - Evolución de la obesidad en el mundo:

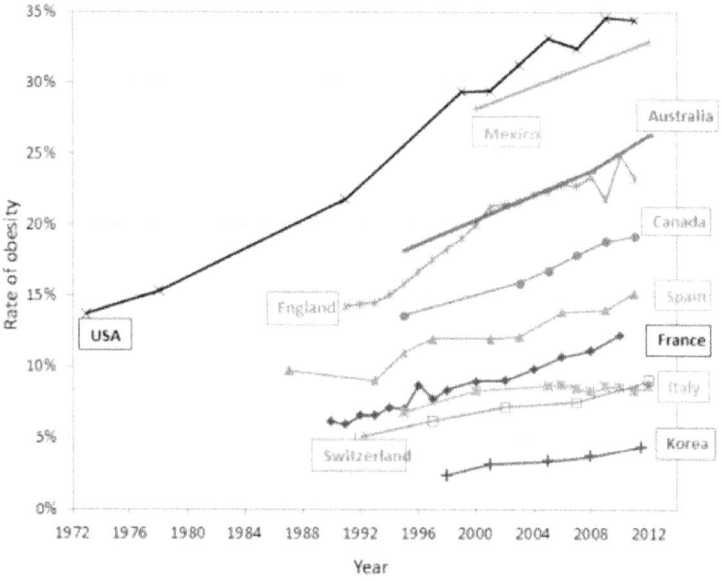

Ilustración 2.1. Evolución mundial de la obesidad. Fuente OCDE.org

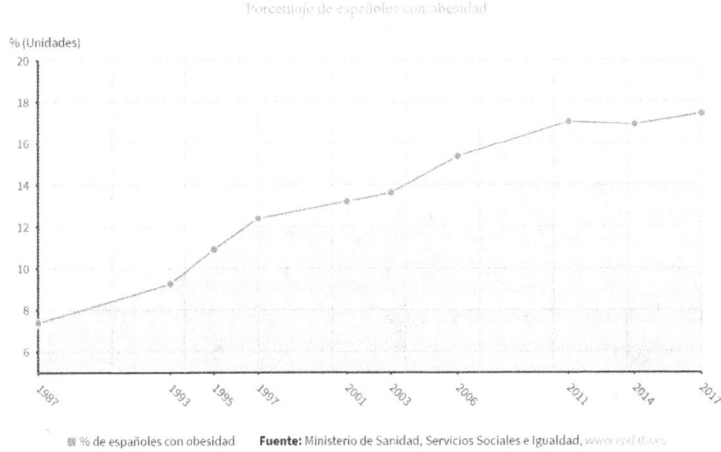

Ilustración 3.1. Evolución de la obesidad en España. Fuente: epdata.es

Como vemos en las ilustraciones, la obesidad evoluciona al alza de forma clara y alarmante con el paso de los años. Consultando muchos más estudios y datos estadísticos, todos dicen lo mismo: cada vez engordamos más.

Lo peor de todo es que no solo observamos esto en uno o varios países en concreto, en los que quizás podamos pensar que el tipo de dieta predominante o sus hábitos puedan ser los que provoquen este aumento de peso... Nada más lejos de la realidad, la curva es ascendente de forma generalizada en todo el mundo.

B - Entonces... ¿Por qué engordamos? ¿Cada año que pasa comemos más? Veamos:

De nuevo, en este ámbito, hay muchos estudios, metaanálisis y datos estadísticos que muestran la realidad en cuanto a la evolución de nuestra ingesta con el paso de los años. Para mostraros esto de forma resumida, he escogido varias divulgaciones relevantes.

Una publicación científica de 2014, llevada a cabo a partir de los datos de la **Encuesta Nacional de Salud y Nutrición en Estados Unidos**, entre los años 1988 y 2010, reveló que el índice de masa corporal (IMC) había aumentado cerca de un 0,4 % por año, tanto en mujeres como en hombres. La circunferencia de la cintura lo hizo más o menos de manera similar. Sin embargo, y aquí viene lo curioso, la ingesta calórica promedio ingerida se mantuvo sin cambios significativos a lo largo del tiempo. Es decir, no engordaban por comer más. Engordaban comiendo lo mismo.

En Europa ocurre algo similar. En Inglaterra, tenemos un estudio publicado en el conocido evento **Understanding British Diet** dentro del **ESRC**, en el año 2013. En este documento se muestra cómo incluso la ingesta calórica disminuye con el paso del tiempo. Los británicos comen menos energía cada año que pasa... ¡Pero engordan más!

Da igual donde miremos, la situación en la población inglesa no es un caso aislado.

Centrémonos ahora en España. Famosos somos por nuestra reconocida dieta mediterránea. Si tenemos la forma de alimentarnos más «saludable» y además conocemos la pseudociencia del balance energético. Nada debería fallar. Tenemos todas las herramientas a nuestro alcance, pero, sin embargo, estamos engordando y además estropeando nuestra salud.

¿El problema es nuestro?, ¿comemos más y por eso hay más obesidad? Por más que repasamos estudios y datos españoles, lamentablemente observamos exactamente lo mismo. Comemos menos, pero ¡engordamos más!

Composición de la dieta en población adulta en DRECE I, DRECE III y DRECE IV

	DRECE I	DRECE III	DRECE IV
Diseño de la población			
Año del estudio	1991	2003	2008
Tamaño muestral	3.243	769	4.200
Edad media	38,74	40,99	39,13
% hombres	51,26	52,62	53,21
% mujeres	48,74	47,38	46,78
Energía y macronutrientes (%)			
Energía (kcal sin alcohol)	2.798	2.744	2.542
Hidratos de carbono	41,0%	40,2%	42,21%
Proteínas	16,5%	18,2%	17,55%
Grasas totales	42,5%	41,6%	40,14%
– Grasas saturadas	13,4%	11,9%	12%
– Grasas monoinsaturadas	19,6%	18,1%	17,7%
– Grasas poliinsaturadas	6,7%	7,2%	6,7%

Ilustración 4.1. Evolución de la composición de la dieta e ingesta de la población española. Instituto DRECE.

En este llamativo estudio realizado por el **Instituto DRECE**, para el **Servicio de Endocrinología y Nutrición del Hospital Clínico Universitario de Madrid**. Tenemos que la evolución de la ingesta calórica en los últimos años no es mayor, sino que ¡ha decrecido!

Lo que es más curioso todavía, es que además de la menor ingesta calórica total, el consumo de grasas ha descendido. Y el de hidratos de carbono ha aumentado. ¡Un momento!, ¿pero no nos habían dicho que las grasas eran las malas? Sin embargo, de manera «milagrosa» engordamos cada año un poco más.

Resumiendo, engordamos sin freno, pero no comemos más, tampoco comemos más grasas (las malas de la película según el dogma y las recomendaciones oficiales actuales), incluso hemos reducido su ingesta. De todas formas, no es de extrañar que la grasa dietética se haya reducido debido al bombardeo continuo en los medios de comunicación a favor de productos «light» o «bajos en grasa», el «Nutriscore» y demás elementos tan nocivos como comunes hoy en día recomendados por «pseudoespecialistas». Lo veremos más adelante.

C - Seguimos sin entender por qué engordamos... ¿Será que nos movemos menos?

Según lo que hemos ido viendo hasta ahora, solo hay dos cosas claras. No estamos comiendo más, incluso comemos algo menos en cuanto a energía se refiere, también ingerimos menos grasas. Bien, entonces todo tal y como nos han repetido hasta la saciedad... Pero ¡estamos engordando!

Esta primera controversia que tenemos sobre la mesa ya nos hace pensar que el modelo que nos han enseñado durante nuestros estudios de nutrición (desde que existe formación reglada al respecto) no se está cumpliendo. Siempre nos han inculcado frases como «menos plato y más zapato», el famoso «come menos y muévete más»... Bueno, pues estamos comprobando que algo falla.

Entonces, ¿qué pasa con el deporte? El deporte es clave, sobre todo para la salud. Mejorar la salud a través de la actividad física debería ser algo innegociable para cualquier persona. Sin embargo, si acudimos a un gimnasio, vemos a nuestros vecinos por la calle caminando, corriendo o en bicicleta. Nos daremos cuenta de que una gran parte lo hacen por estética, por perder esos kilos de más, por marcar esos bíceps o abdominales, etc., incluso no será la primera ni la última vez que vemos a una persona correr con chubasquero y 25 grados de temperatura pensando que así va a quemar más grasa, cuando lo único que puede conseguir es deshidratarse y sufrir un golpe de calor.

Pero volvamos a los datos reales que tenemos sobre la mesa. Hacer ejercicio para perder peso, ¿funciona para la gente en general? La respuesta rápida es NO. Respondo de forma rápida con un NO debido a que hoy en día, a no ser que seas un atleta de alto rendimiento y dediques muchas horas a realizar sesiones largas e intensas de entrenamiento, o bien consigas motivación suficiente para machacarte y mantenerlo en el tiempo, va a ser muy complicado atribuir una pérdida de peso al ejercicio. Y es que generalmente, el grueso de la población camina, corre, nada, monta en bici o va al gimnasio el tiempo que puede, dentro de una vida muy ocupada y sin llevar una planificación muy exhaustiva. Además, la mayoría se machaca generando un estrés adicional en su cuerpo, que en ocasiones resulta ser más perjudicial que beneficioso, por lo que el impacto del ejercicio a la larga no llega a ser el que se espera conseguir, entre otras cosas porque siempre que hacemos deporte, el organismo tiende a «supercompensar» esa pérdida de energía mediante el sistema hormonal.

Imaginemos una persona que se ha machacado entrenando, aunque al cabo del día no ingiera más cantidad de alimento de lo que suele comer en un día normal sin actividad física, su organismo sí va a guardar mucha más energía de esa comida para reponer esa pérdida, para mejorar y para adaptarse a ese entrenamiento. Digamos que guardará parte de esa energía en forma de grasa y glucógeno para suplir la

pérdida y también para crear músculo, adaptarse al entrenamiento y poder afrontar con garantías el siguiente día de ejercicio. Como veis, no se pierde apenas peso, pero se gana salud. Incluso se cambia masa grasa por masa muscular.

Por otro lado, esa persona, si no lleva un plan de alimentación bien elaborado, también acabará comiendo más, o lo que es peor, en ocasiones pequeños premios o caprichos poco saludables, que responden a la famosa frase «hoy me lo he ganado».

Esta situación suele darse porque el cuerpo en días de entrenamiento y desgaste físico pide más comida de lo normal, para reponer la pérdida.

En cuanto a los estudios y experimentos que manejamos, muchos son los que se han llevado a cabo para intentar averiguar si en realidad el ejercicio promovía la pérdida de peso de la forma que se esperaba, o de la forma en la que nos han hecho creer que sucedería con los enredos del balance energético. Nada más lejos de la realidad. Y es que, la frase debería ser: «Céntrate en la salud, no en el peso».

A continuación, os muestro otro estudio interesante realizado por **Timothy S. Church** (entre otros), publicado en 2009. En él utilizaron mujeres sedentarias con sobrepeso con resultados sorprendentes, y es que cuando el ejercicio era menor o más ligero (menor gasto energético), la pérdida de peso sí se producía en función de lo estimado. Sin embargo, cuando el ejercicio era mayor, ya no coincidía con lo calculado por los expertos, y la pérdida de peso se reducía drásticamente, ¡prácticamente a la mitad!, probablemente por los mecanismos de supercompensación explicados anteriormente.

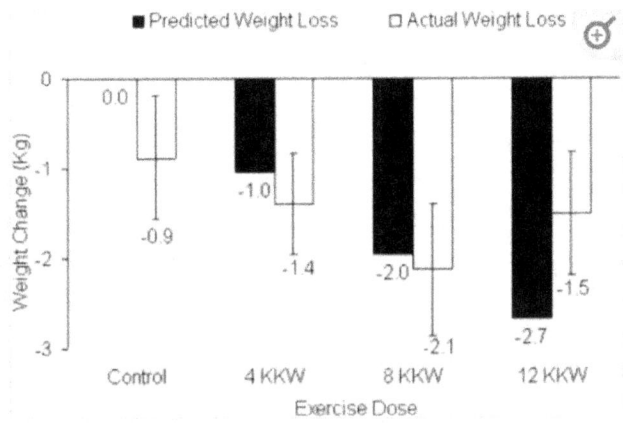

Ilustración 5.1. Resultados esperados (barras negras) vs resultados reales (barras blancas). Church 2009.

La conclusión final que obtuvieron los investigadores fue la poca correlación entre pérdida de peso y volumen de ejercicio tal y como veis en la *ilustración 5.1*.

La respuesta fisiológica en cuanto al peso, del grupo «12KKW» descuadró sus previsiones, pero, sin embargo, lo más significativo fue que los tres grupos redujeron el tamaño de la cintura. Esta debería ser la moraleja de este experimento. Más allá del peso, debemos centrar el ejercicio como una herramienta para mejorar la salud, y es que, como vemos, el ejercicio físico provocó una disminución de la grasa visceral, clave en la mejora de todos y cada uno de los aspectos metabólicos. En cambio, el peso fue impredecible, ya que el cuerpo se adaptó al ejercicio y se produjeron cambios regulados hormonalmente en función de cada organismo e imposible de pronosticar mediante un cálculo matemático, porque estamos

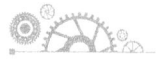

regulados por hormonas y no por fórmulas. Pero en mayor o menor medida la salud mejoró y quedó reflejado, como os decía, en la circunferencia de la cintura.

Antes de cambiar de tema, vamos con otro estudio científico sobre el error de bulto que supone el famoso: «Come menos y muévete más». Este os recordará al que vimos unas páginas más atrás **Patrón dietético bajo en grasas (2006)**. Y es que como reza el título, si hay una cosa clara es que el patrón de adelgazamiento y recuperación del peso perdido se cumple a la perfección. Digamos que esto es parte del diseño humano como os volveré a demostrar ahora.

Si alguna vez os encontráis en la típica situación en la que os quieren vender la moto con estudios científicos o experimentos en los que se demuestre pérdida de peso por déficit calórico, aseguraos de que el estudio que os quieren mostrar cumple con un requisito importante: que sea superior a los 15-20 meses de duración.

Quizá os preguntéis ¿por qué?, pues sencillamente (lo veremos más adelante), el cuerpo ante un cambio, estrés o agresión, etc., que provoque un desequilibrio y rompa la homeostasis, tardará un tiempo en reaccionar para adaptarse y recuperar ese equilibrio roto.

Supongamos un atleta que inicia su temporada de entrenamiento. Sale de su periodo de descanso (equilibrio) y entrena duro (propicia un desequilibrio). Su organismo se estresa, sufre agujetas, fatiga, etc. Hasta que se adapta a él y se prepara para el siguiente entrenamiento, para la siguiente situación de estrés. Vuelve a recuperar el equilibrio y ahora es más fuerte, está adaptado a esa situación y es capaz de enfrentarse a un nuevo entrenamiento con más garantías.

Bien, pues esto mismo sucede en todos los aspectos que podáis imaginar. Si nosotros comemos de una forma, ingerimos una cantidad de energía y mantenemos un determinado estilo de vida. Pero llega un día en el que nos reducen la ingesta de comida de forma importante y además nos hacen movernos más. El cuerpo sufrirá una agresión y un estrés importante, al que responderá evidentemente con una pérdida de peso, mientras se adapta a esta nueva situación. Esta nueva situación supone, ni más ni menos, que el organismo debe ajustarse y gastar mucha menos energía en el día a día si quiere sobrevivir y no morir.

Es sencillo, supongamos que se trata de una cuenta bancaria: antes ingresabas 2000 y gastabas 2000. Pero de golpe pasas a ingresar solo 1500. Ya no puedes seguir gastando las 2000 iniciales porque te acabarás arruinando. Entonces debes gestionar la situación y pasar a gastar como mucho 1500.

Una vez aclarado esto, paso a mostraros el estudio *El efecto de 24 meses de ejercicio en mujeres con sobrepeso*. Publicado en 2008, por John M. Jakicic (entre otros).

Las participantes (201 mujeres) fueron sometidas a cuatro tipos distintos de programas de ejercicio físico durante los 24 meses de duración, desde alta intensidad y alta duración hasta moderada intensidad y moderada duración. Esto junto con una drástica reducción de la ingesta calórica a 1200-1500 kcal, en función de la dosis de ejercicio. Es decir, todas las participantes aumentaron la dosis de ejercicio y disminuyeron su ingesta calórica.

El resultado fue el que vemos en la página siguiente.

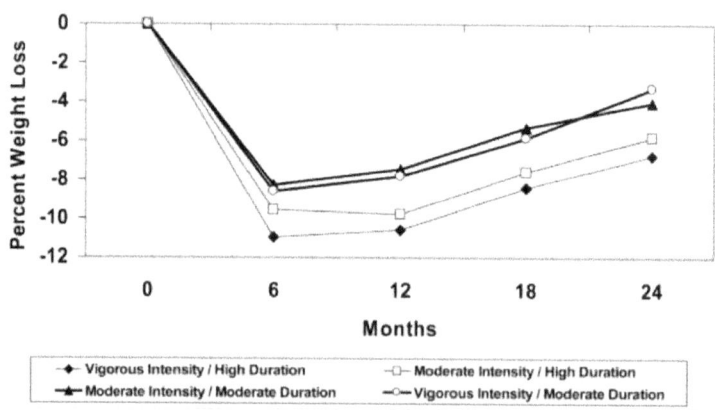

Ilustración 6.1. Resultado de los distintos grupos, tras los 24 meses de intervención (Jakicic, 2008).

Os suena, ¿verdad? Tal y como se aprecia, los cuatro grupos perdieron peso durante los primeros 6 meses, pero todos y cada uno de ellos fueron recuperándolo siguiendo un mismo patrón, ¡aun manteniendo el déficit calórico propuesto! ¿No será más bien que el cuerpo humano es sabio, no quiere morir y buscará siempre, cueste lo que cueste, adaptarse al entorno?

La calculadora desafiando a las hormonas... Batalla perdida sin duda por la primera.

Lo mejor de todo es que, según los cálculos, deberían haber llegado a perder 18 kg tras los dos años. Sin embargo, la recuperación del peso se acentuaba a medida que avanzaban los meses, y el perímetro de su cintura también crecía. Es decir, estaban engordando.

Los investigadores resuelven (palabras textuales) que al cabo de 24 meses «el resultado primario es la pérdida de peso». Si obvio, pero... ¿dónde acabaría el peso de estas 201 mujeres si se mantiene en el tiempo este experimento? Con toda probabilidad en el peso de partida o superior. Solo hay que ver la gráfica.

Una vuelta de tuerca, ¿os imagináis el ritmo al que hubiesen engordado, si tras los primeros 6 meses hubiesen vuelto a comer como antes y a no ejercitarse?

Otra vuelta más, el resultado principal para los investigadores fue que las señoras perdieron peso, pero ¿os imagináis que el estudio hubiese acabado a los 6 meses? Todos los estudiantes estaríamos felices pensando que «comer menos y moverse más» funciona, todos tenemos ya el método infalible para adelgazar y hacer que la gente adelgace.

Pero la realidad es que la mujer objeto de estudio, con toda probabilidad, haya desarrollado un trastorno de la conducta alimentaria, haya recuperado todo el peso perdido, e incluso pese bastantes kilos más que antes del experimento. La teoría, por un lado, y la realidad por el otro. Eso es lo que tenemos tristemente hoy en día.

Hemos terminado el capítulo y aunque, exactamente, no hemos descifrado la cuestión con la que pongo título al mismo, sí estoy seguro de que al menos os hacéis una idea de aquello que NO funciona para perder peso y estar sano. Podría asegurar que, ahora mismo, pensáis un poco más como yo y os dais cuenta de que las recomendaciones oficiales no han hecho más que empeorar la situación, ya de por sí confusa y complicada.

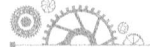

CAPÍTULO 2.
LA EVOLUCIÓN HUMANA

Recordaréis que, en la introducción, dejábamos entrever los aproximadamente dos millones de años de evolución del ser humano. Pues bien, para entender o al menos hacernos una idea de aquello que nos ha forjado como especie, debemos saber cuáles han sido aquellos hábitos que han quedado grabados en nuestros genes, aquellos alimentos que nos han hecho sobrevivir a todas y cada una de las situaciones o agresiones sufridas a lo largo de nuestra historia. Es por ello por lo que, antes de nada, debemos repasar un poco la evolución de nuestra especie hasta llegar al ser humano moderno, tal y como lo conocemos hoy en día.

No os voy a contar todo lo referente a nuestra larga historia evolutiva como especie, pero sí es necesaria una pequeña descripción de los aspectos claves para comprender el porqué de lo que hoy somos.

Numerosas son las características que nos asemejan a los primates, pero también son numerosas aquellas que nos diferencian de ellos. Según los eslabones más o menos establecidos de la cadena de la evolución, se calcula que hace unos seis millones de años, éramos chimpancés (*Ardipithecus ramidus*). Posteriormente, aproximadamente hace unos cuatro millones de años, evolucionamos hacia los australopitecos. Estos ya eran bípedos y además tenían un cerebro superior al de sus predecesores, con aproximadamente medio litro de capacidad.

En algún momento a lo largo de la historia, apareció el *Homo habilis*, hace unos dos millones de años, con algo más de 600 centímetros cúbicos de capacidad craneal. Finalmente, la especie evolucionó hacia el *Homo erectus* y *Homo sapiens*, que, al igual que el *Australopithecus*, caminaban erguidos, pero que ya duplicaban el tamaño del cerebro de su antecesor hasta algo más el litro el primero y hasta cerca de 1500 centímetros cúbicos el segundo. Esta expansión de la capacidad craneal, permitió que nuestra especie fuese la primera en usar ciertas herramientas. Incluso hay datos que nos muestran que, en África, más concretamente en Kenia, algunas especies de *Homo erectus* más altos y delgados ya usaban herramientas «más sofisticadas» como hachas de mano o picos.

Diversos historiadores difieren sobre si nuestro antecesor fue este *Homo erectus*, o quizás el *Homo antecessor* (Atapuerca), o el *Homo floresiensis*...

Fuesen unos o fuesen otros, lo que sí está claro fue el eje clave de la evolución. Sin duda, el aumento de tamaño del cerebro junto con otras características, que veremos a continuación.

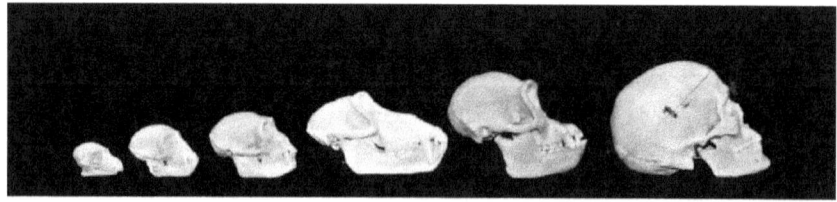

Ilustración 1.2 Diferencias en el tamaño del cráneo de diferentes primates, en comparación con el del ser humano (última imagen). Megan Petersdorf.

Todas estas imágenes de cráneos que vemos en la ilustración 1.2 corresponden a diferentes especies de primates. Como vemos, la última de ellas es la que corresponde al ser humano. Es sin duda la que contiene la cavidad craneal más grande, capaz de albergar un volumen cerebral de unos 1500 centímetros cúbicos. Los datos son claros, desde unos 400 centímetros cúbicos de volumen cerebral en el caso de los chimpancés, pasando por los, aproximadamente, 600 centímetros cúbicos del primate que más se acerca al ser humano. Sin duda unas diferencias abismales.

Hubo, por tanto, un punto a lo largo de la historia (aproximadamente hace unos dos millones y medio de años) en el que nuestros ancestros empezaron a comer carne de otros animales. Esto generó un camino evolutivo en el que el cerebro y el aparato digestivo comenzaron a sufrir transformaciones gracias a la mayor densidad nutricional por gramo y la mayor biodisponibilidad que aportan las proteínas y grasas de origen animal.

Si nos centramos en las proteínas de origen animal, cabe destacar que estas son de mayor tamaño y con un mayor número de aminoácidos. Es decir, su valor biológico es superior y su perfil es mucho más denso nutricionalmente hablando que el de la proteína vegetal. Pero también son más difíciles de digerir, es por esto por lo que nuestro estómago tiene un pH de entre 1 y 3, un entorno muy ácido, cercano al de los animales carroñeros. Esta acidez es la que nos permite digerir correctamente esta proteína y grasa de origen animal. Por el contrario, los animales herbívoros, poseen un pH estomacal en torno a 5, como ven mucho más alcalino.

Todo esto nos empieza a dar una pista, sobre el tipo de alimentación que el ser humano debe llevar, que no es otra

que aquella para la que está diseñado y que ha formado parte de su evolución.

Para entender y encajar bien todas las piezas, tenemos un punto clave a partir del cual esta transformación empezó a acentuarse cada vez más. Este punto fue sin duda la aparición y el uso progresivo de las herramientas. Con ellas nuestros ancestros comenzaron a cortar, desgarrar o moler la carne sin necesidad de utilizar los propios dientes. Precisamente esta circunstancia propició que se fueran dando las transformaciones hacia el humano moderno. Por ejemplo, la clara disminución del tamaño de los dientes, los cambios en la mandíbula o las diferencias en los propios músculos del cráneo. Además, todo ello produjo una reducción intestinal, en favor de la expansión cerebral mencionada. Estos cambios físicos, dieron paso a la evolución definitiva hacia el Homo Erectus.

La introducción de pequeños trozos de carne y grasa animal, junto con esta aparición de diversos recursos para su procesamiento, comunes en los grupos de «cazadores-recolectores», aumentó la calidad y sobre todo la estabilidad de su alimentación. Esta mejora jugó un papel decisivo para que el cambio fuera posible. Influyeron también los cambios ambientales de la época, que hicieron que la escasez en la disponibilidad de alimentos de origen vegetal, debido a la desertización y aridez del paisaje africano habitado por los primeros «Homo», fuese otro motivo más en la búsqueda de una nueva fuente de alimento.

Todo ello, además, está científicamente respaldado por el registro fósil, que nos ofrece datos sobre un aumento de los huesos de animales en los yacimientos de «homínidos» durante este largo periodo, además de las huellas y señales en los huesos de despiece con instrumentos de piedra.

Pero si queréis verlo todavía más claro, imaginaos un animal herbívoro. El tamaño de su cerebro es pequeño en comparación con su aparato digestivo. Cuanto más exclusiva sea su alimentación a base de plantas (supongamos un rumiante), más grandes son sus órganos encargados de procesar el alimento, hasta 12 veces su tamaño corporal. Rumen, omaso, retículo, abomaso, etc., ninguna de estas partes está relacionada con los humanos. Nosotros tenemos un tracto digestivo mucho más pequeño, y como decíamos, estamos diseñados para digerir mucho menos volumen de alimento, pero con mayor densidad de nutrientes por gramo. Gastamos mucha menos energía en digerir, y más energía en pensar. Ventaja evolutiva.

A modo de curiosidad, para que os hagáis una idea, la energía que consume el cerebro humano es aproximadamente ¼ de la energía diaria total que consumimos, o lo que es lo mismo, unas 500 kilocalorías, o el equivalente a 24 vatios de potencia para mantener su constante funcionamiento.

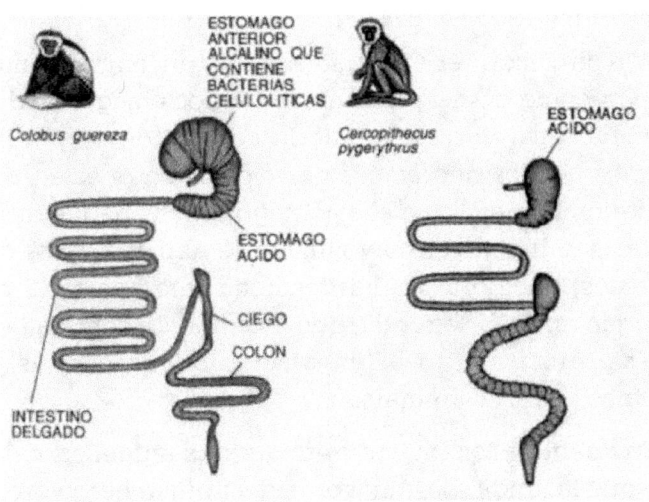

Ilustración 2.2. Diferencias entre primate herbívoro (izq.) y primate omnívoro (dcha.). Dieta y evolución de los primates. Katharine Milton.

El aparato digestivo cambia incluso de unos primates a otros, simplemente por la alimentación que lleven a cabo. En la ilustración 2.2 podéis observar las diferencias entre dos primates que he querido enseñaros a modo de ejemplo visual. Uno es puramente vegetariano y el otro se alimenta, además, de otros animales. Las diferencias son claras.

Por un lado, el *Colobus guereza* (vegetariano) posee un estómago grande dividido en dos compartimentos o cámaras. Uno es más alcalino, permitiendo la vida de un amplio espectro de bacterias celulolíticas, que se encargan de procesar esa celulosa de los vegetales. Mientras que el segundo compartimento es más ácido, para completar esa descomposición antes de pasar al intestino. Esta característica nos lleva a imaginar en cierto modo, lo que les explicaba anteriormente sobre el aparato digestivo de los rumiantes, con numerosos «departamentos estomacales», diferenciados entre sí, para poder llevar a cabo ese largo y costoso proceso de digestión y obtención de energía a partir de la materia vegetal, menos densa en nutrientes y por ello más voluminosa la ingesta.

Por otro lado, el *Cercopithecus* es un animal omnívoro, también come carne y solo posee un estómago, ácido, para poder procesar correctamente la comida de origen animal. Tenemos las dos diferencias principales entre este primate y el anterior. Primero, que el estómago es más pequeño, ya que no necesita ingerir tanto volumen de alimento para obtener nutrientes, debido a la alta densidad que aporta la comida de origen animal. Segundo, que este tipo de comida la puede procesar gracias a un pH más ácido que le permite digerir proteínas y grasas animales.

En cuanto a los intestinos de ambos animales, cabe destacar que la longitud es mayor la del animal herbívoro. Generalmente el intestino delgado de los animales herbívoros, es de unas 10 a 12 veces su tamaño. Mientras que el de animales omnívoros, como el ser humano, es de alrededor de unas 3,5 veces nuestro tamaño. El intestino grueso, por su parte, en el primate herbívoro prácticamente aparece como si fuese una continuación del intestino delgado. Mantiene cierta estrechez, sin esos abombamientos y rugosidades propias del colon, que apreciamos en el otro primate. Sin duda mucho más parecido a lo que es nuestro intestino grueso.

Para completar, también os muestro en la ilustración 3.2, el aparato digestivo humano al completo. Como se puede observar, el estómago humano es mucho más parecido al del primate omnívoro, sin compartimento alcalino y con un intestino grueso, mucho más parejo y diferenciado del delgado.

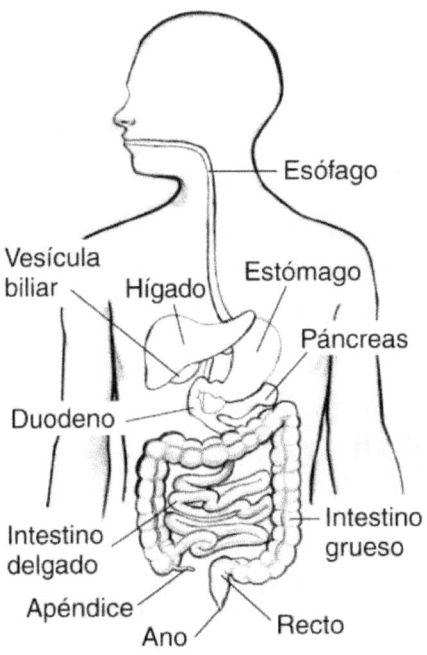

Ilustración 3.2. Aparato digestivo humano. Natural Institute of Health

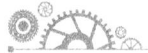

CAPÍTULO 3.
¿CÓMO NOS NUTRIMOS?
LOS MACRONUTRIENTES, MICRONUTRIENTES Y EL AGUA

Antes de adentrarnos de lleno con el tema principal del libro, es necesario hacer un nuevo alto en el camino, una pausa importante para comprender qué es aquello que comemos o bebemos, cuál es su clasificación según su estructura química, sus características o sus funciones en el organismo una vez ingerido. Son los componentes que contienen los alimentos que nos aportan todo lo necesario para poder sobrevivir.

LOS MACRONUTRIENTES

Los macronutrientes son aquellos nutrientes que ingerimos en grandes cantidades, que están presentes de forma abundante en los alimentos y que nos aportan principalmente energía, funciones estructurales y metabólicas. Son las proteínas, las grasas y los hidratos de carbono.

LAS PROTEÍNAS

El primer grupo de macronutrientes que vamos a tratar son las proteínas. Son macromoléculas formadas por oxígeno, carbono, hidrógeno y nitrógeno. Su estructura la forman

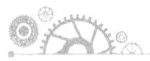

uniones de los conocidos aminoácidos (moléculas de bajo peso), que a su vez están formados por un grupo amino y otro carboxilo, junto a la cadena lateral o grupo «R». Existen 20 aminoácidos que, como decía, unidos entre ellos a través de enlaces peptídicos, dan lugar a las proteínas.

Para acabar con esta breve inclusión bioquímica, comentaros que existen dos tipos de aminoácidos. Por un lado, los esenciales que el cuerpo no puede sintetizar y han de ser aportados en la dieta. Por otro lado, los no esenciales que el cuerpo sí puede sintetizar de forma endógena.

Entre las funciones de las proteínas destacan sobre todo la plástica o estructural, que consiste en la construcción y reparación de membranas, estructuras celulares, tejido, órganos, etc. Otras funciones como la defensiva, reguladora y hormonal también son de vital importancia. En un segundo plano queda la función energética, la cual no suele ser utilizada en gran medida por el organismo, a no ser que se den casos de inanición severa.

Las proteínas, hablando en términos energéticos, aportan 4 kilocalorías por cada gramo. Como os contaba en el apartado de la evolución humana, el valor biológico de la proteína animal es muy superior a la de la proteína vegetal. Además, tenemos por ejemplo ciertos aminoácidos limitantes o no disponibles en algunos alimentos de origen vegetal. Algunos ejemplos son la metionina (no disponible en las legumbres), o la lisina (no disponible en los cereales). Estos limitantes no existen en las proteínas de origen animal que son, como veis, mucho más completas.

Para poder determinar la calidad de la proteína, se utilizan fórmulas como el valor biológico o la utilización neta proteica. Estas fórmulas nos dicen con exactitud la cantidad de nitrógeno absorbido y retenido, que es lo que da valor a la proteína consumida.

ALIMENTO	VALOR BIOLÓGICO (VB)
LECHE HUMANA	100
HUEVO	100
LECHE	90
POLLO	79
PESCADO	76
CARNE ROJA	75
ARROZ	59
HARINA DE AVENA	55
LENTEJAS	50
HARINA DE TRIGO	41

Ilustración 1.3. Valor Biológico de las proteínas de ciertos alimentos. Nutrición Humana y dietética. Mataix Verdú (2002).

Tal y como podéis observar en la ilustración 4.2, todos los alimentos de origen animal tienen una biodisponibilidad mayor respecto a la vegetal. Con menos cantidad de producto, estaremos consiguiendo una utilización neta superior. Otra ventaja evolutiva.

LAS GRASAS

Los ácidos grasos, comúnmente llamados lípidos o grasas (que, aunque no son lo mismo, suelen usarse como sinónimo), constituyen el segundo grupo de macronutrientes que os voy a mostrar.

Son sustancias insolubles en agua, pero solubles en otros solventes orgánicos. Están constituidos por carbono, hidrógeno y oxígeno principalmente. Entre ellos destacan tres tipos: triglicéridos, fosfolípidos y esteroles. Aportan 9 kilocalorías por gramo. Claramente por encima de las proteínas.

Constituyen la reserva y la principal fuente energética del organismo, la más eficiente y «limpia». Un ser humano con un peso normal tendría energía suficiente en su tejido adiposo para mantenerse con vida cerca de un año, simplemente tomando agua y electrolitos (minerales). Para que podáis haceros una idea de hasta qué punto es útil como fuente de energía. Pero además están presentes en todas y cada una de nuestras células, en sus membranas, formando parte de su estructura y favoreciendo su funcionamiento; por tanto, su función no es únicamente energética. Lo que os contaba de las 9 kilocalorías por gramo no es del todo cierto y es una de las razones por las que no deben contarse las calorías, a pesar de que nos lo repitan hasta la saciedad en los medios oficiales. Contar con las 9 kilocalorías que produce un gramo de grasa en una bomba de calor es un error grave debido a que nos estamos saltando el resto de funciones que realiza en nuestro cuerpo la grasa, además del energético. ¿Qué parte de las calorías ingeridas a partir de la grasa van a destinarse a energía?, ¿qué parte a la función estructural? No lo sabemos.

Destacar también que la mayoría de las vitaminas son liposolubles, es decir, solubles en lípidos. Por tanto, sin la presencia de la grasa, más concretamente de lipoproteínas que permiten su transporte, no podrían absorberse. Vital estos datos para el conocimiento del diseño humano.

Como decíamos al iniciar este libro, las grasas, al parecer, han sido «las malas de la película», las denostadas y contra las que había que luchar para preservar la salud humana. Nada más lejos de la realidad. Cuando nacemos, nos alimentamos de leche materna. Recordemos que el valor biológico de la proteína que contiene la leche materna es de 100. Por tanto, estamos consumiendo proteína animal y también grasa animal. La leche materna se compone de agua en más de un 87,5 %, pero del porcentaje restante, los lípidos suponen casi una tercera parte, además, es rica en colesterol (28 mg/100 ml). ¿Qué sentido tiene que lo primero que tome un bebé sea la leche materna, la cual contiene dos peligros para el ser humano, según las recomendaciones oficiales?

Partiendo de la base de que el cerebro humano está formado por agua en alrededor de un 80 %, la siguiente materia de la que se compone es la grasa, con aproximadamente un 12 %. Con este dato, afirmamos que es el órgano del cuerpo más rico en grasas, tras el propio tejido adiposo. Todavía vamos más lejos, y es que la mayoría de esos ácidos grasos que componen el cerebro ¡son ácidos grasos saturados (esteárico, palmítico y mirístico) en un 36 %! ¡Vaya, si también nos habían dicho que las grasas saturadas eran algo así como el diablo!

En el apartado anterior, en el que hemos tratado la evolución humana, ya habéis visto claramente qué tipo de alimentos nos habían permitido evolucionar y aumentar el tamaño del cerebro. Ahora imaginad qué tipo de alimentos son los que contienen grasa saturada..., principalmente los alimentos de origen animal. Era fácil de adivinar, ¿no? Pues aquí tenéis esa grasa que, según las recomendaciones oficiales, es terrorífica, pero que, sin embargo, forma parte del 36 % de la grasa total del cerebro.

Como decía, se encuentra principalmente en alimentos de origen animal (carne, huevos, pescado, lácteos...), aunque también hay alimentos de origen vegetal, como, por ejemplo, el coco o el cacao, que tienen alto contenido en ella.

Grasas saturadas. ¿Qué son?, seguro que cuando escucháis esta palabra ya os suena mal, como a un alimento peligroso... ¿Cómo no iba a ser así?, si desde la década de los años setenta, tras aquellos dudosos estudios de autores como Keys, que ya habéis visto al inicio de este libro, los medios de comunicación, los «lobbies veganos», o las propias instituciones de salud, se han volcado contra ellas. Sin embargo, no son más que ácidos grasos carboxílicos sin enlaces dobles, sólidos a temperatura ambiente y con gran estabilidad oxidativa. Esta característica, precisamente, es la que las hace idóneas para cocinar, ya que, al ser resistentes a altas temperaturas, permanecen más estables sin riesgo de oxidación o variación química.

Grasas monoinsaturadas. A diferencia de las saturadas, estas solo tienen un doble enlace. Aquí tenemos el aceite de oliva con su ácido oleico como principal componente.

Grasas poliinsaturadas. Tienen dos o más dobles enlaces. Líquidas a temperatura ambiente, son más fácilmente oxidables y menos estables, también sufren alteraciones ante la temperatura o la luz. Se dividen en dos. Por un lado, el omega 6, presente en alta proporción en aceites vegetales, semillas, frutos secos, etc., muy inflamatorio. Por otro lado, el omega 3, presente en pescados y mariscos, es mucho más interesante para nuestra salud.

Actualmente, la ratio entre el omega 3 y el omega 6 en la población mundial está totalmente desequilibrada con valores que rondan el 1:20 o incluso el 1:40 (países con peores hábitos) en favor del omega 6 inflamatorio. Lo ideal para gozar de una buena salud, sería una ratio de 1:1 o 1:2, a lo sumo 1:3. Esta es la proporción que hemos tenido durante nuestra evolución como especie, y que, hasta hace poco, nunca llegó a superar 1:6.

Se ha demostrado que, tanto el omega 6 como el omega 3, están en constante competencia por formar parte de las membranas celulares. Por tanto, a través de la dieta, se debe establecer la proporción correcta, ya que cada uno tiene una función. El omega 3 que también encontramos, en menor proporción, en las semillas como las nueces o algún vegetal verde, es menos biodisponible que el de origen animal, entre otras cosas, porque los vegetales apenas pueden aportar DHA ni EPA (los ácidos grasos más esenciales para nuestra salud). La tasa de conversión no llega al 1 %, por mucho que un análisis de laboratorio diga que son ricos en omega 3.

Grasas hidrogenadas. Este tipo de grasas, llamadas también grasas trans, son las realmente nocivas en cualquier circunstancia. Deberíamos ponerlas en un apartado distinto, ya que no están presentes de forma natural en los alimentos, sino que aparecen debido al proceso industrial de hidrogenación. Este consiste en la incorporación de hidrógeno en los dobles enlaces de los aceites vegetales insaturados, para que, de esta forma artificial, queden completa o parcialmente saturados y por tanto sólidos o semisólidos a temperatura ambiente. Digamos que dicho proceso los convierte en un tipo de producto muy «untable», pudiéndose utilizar por la industria en la producción de margarinas, bollería, comida rápida y demás productos muy perjudiciales, inflamatorios y tóxicos para nuestra salud.

LOS HIDRATOS DE CARBONO

El tercer grupo de macronutrientes son los «archiconocidos» hidratos de carbono o azúcares. Están formados por carbono, hidrógeno y oxígeno. Su unidad básica son los monosacáridos (glucosa, fructosa y galactosa).

Cuando se unen dos monómeros (monosacáridos) tenemos un disacárido. Por ejemplo, el azúcar de mesa (unión de glucosa + fructosa) o la lactosa (glucosa + galactosa). Cada disacárido, para ser absorbido por nuestro intestino siempre necesita una enzima presente en el organismo que la hidrolice, para entendernos, que la separe en sus dos monosacáridos para de esta forma absorberse. Seguro que os suena la intolerancia a la lactosa, pues no es más que un déficit de la enzima lactasa que impide que se pueda digerir correctamente el azúcar de la leche, la lactosa. Los monosacáridos y los disacáridos constituyen los comúnmente llamados *azúcares simples*.

Los *azúcares complejos*, sin embargo, se forman cuando se unen entre sí de 3 a 9 monosacáridos, dando lugar a los oligosacáridos. Por encima en cuanto a complejidad, se sitúan los polisacáridos formados por más de 9 monosacáridos.

Como habéis podido comprobar, todos los hidratos de carbono para su absorción intestinal necesitan ser hidrolizados. Por esta razón, cuando en algunas recomendaciones nos dicen que comamos muchos carbohidratos de los llamados complejos, debido a que son muy sanos y no es azúcar, hay algo que no es correcto para nada. Cierto es que cuanto más complejo sea el proceso de hidrolizado, más lentamente pasarán esas moléculas de glucosa, fructosa o galactosa al torrente sanguíneo. Pero nuestro cuerpo no entiende más que de moléculas, y finalmente estos hidratos de carbono «complejos» no van a ser otra cosa que azúcar en el torrente sanguíneo. Esto me recuerda a las personas con diabetes Mellitus tipo 2, a las cuales tan erróneamente les recomiendan comer fruta o almidones, por ser hidratos de carbono complejos, pero que automáticamente y acto seguido han de pincharles grandes cantidades de insulina y recomendarles caminar tras la ingesta. Más bien será que todo el azúcar proveniente de esa comida, por muy «hidratos complejos» que sean, se ha convertido en azúcar (glucosa y fructosa) en el intestino, y que en un espacio de tiempo de una hora o menos, tienen en su torrente sanguíneo.

Es muy útil para comprobar todo esto, utilizar sensores de control continuo de glucosa y darse cuenta de la magnitud del error en estas recomendaciones. Tanto yo mismo, en numerosos experimentos y estudios realizados, como con algunos deportistas con los que he trabajado y trabajo, hemos podido comprobar que las diferencias que supone un pico de glucosa en sangre provocado por un hidrato de carbono complejo a uno simple son cuestión de minutos. Al final se traduce en una elevación grande de glucosa en poco tiempo. Como veis, nada parecido a lo que nos han contado.

La función de los carbohidratos es puramente energética. Aportan 4 kilocalorías por gramo, igual que las proteínas, pero inferior a las 9 kilocalorías que aporta la grasa. Cabe destacar que los carbohidratos se almacenan como glucógeno, únicamente en el hígado (80-100 gramos) y en el músculo (400-600 gramos). Entre ambos «depósitos», se acumula tan solo una energía total de alrededor de 2000 kilocalorías. Como veis, algo irrisorio comparado con la reserva de grasa. ¡Como para considerarlos una fuente de energía primordial! Además, hay que tener en cuenta que ese glucógeno necesita unos 3,5 gramos de agua para almacenarse. ¿Os imagináis

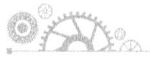

que la fuente de energía principal del ser humano fuesen los carbohidratos? Además de producir únicamente 4 kilocalorías de energía por cada gramo, el escaso depósito de glucógeno de 2000 kilocalorías hubiese sido innecesario para sobrevivir a largas temporadas de escasez en el pasado. A la fuerza, deberíamos haber tenido un depósito de glucógeno superior, pero..., en ese caso, pesaríamos 3,5 veces más por el consiguiente acúmulo de agua. Una desventaja evolutiva con la que no hubiésemos podido sobrevivir a los peligros a los que nuestra especie ha estado sometida durante el paso de los años. Estaríamos extinguidos.

Es cierto que es una energía muy rápida de utilizar, digamos que se trata del «combustible de emergencia» del ser humano y como tal debe ser tratado. Sin embargo, su «combustión» genera muchísima oxidación celular vía radicales libres que, utilizado en exceso, perjudica la salud de nuestro organismo.

No quería terminar sin confirmaros que es el único macronutriente que no es esencial. Es decir, nuestro organismo puede vivir perfectamente sin su aporte de la dieta, ya que, aunque hay células y órganos que requieren cierto aporte de glucosa, esta puede ser sintetizada en el hígado a partir de moléculas de glicerol provenientes de la descomposición de los conocidos triglicéridos durante la lipólisis (quema de grasa). También puede obtenerse del piruvato, oxalacetato, lactato o ciertos aminoácidos. Este proceso se lleva a cabo en el hígado y recibe el nombre de **gluconeogénesis**. Resumiendo, no es más que la obtención de glucosa nueva a partir de precursores no glucídicos. Es decir, aunque no comamos carbohidratos, el hígado fabricará la glucosa que necesita para funciones que así lo requieran. Sí, solo glucosa, ni fructosa ni galactosa son necesarias para nada.

Sí es cierto que, para los bebés y los niños en pleno crecimiento, su aporte a partir de alimentos naturales puede ser interesante para su desarrollo y crecimiento. Lo cual no quiere decir que los tengamos «enchufados al grifo del azúcar» constantemente. Algo muy común hoy en día.

En torno al deporte, en actividades muy vigorosas o en el rendimiento de atletas, también pueden ser interesantes para reponer rápidamente el glucógeno gastado en la propia actividad. Pero, ante todo, lo que debe quedar claro es que no son necesarios y menos de obligada ingesta en todas las comidas tal y como nos han repetido cientos de veces. Ahora cuando te insinúen que los carbohidratos son esenciales, podrás responder claramente que no, y argumentar por qué.

Diferencias en la metabolización de la glucosa y la fructosa

La utilización de la fructosa por parte de la industria alimentaria cobró importancia debido a que, a diferencia de la glucosa, no necesita insulina para ser metabolizada y utilizada por nuestras células. Además, tiene un dulzor 1,7 veces superior al azúcar. El filón que encontraron con la fructosa fue muy importante, ya que podrían utilizarlo como un potente endulzante, extremadamente barato y lo mejor de todo: apto para diabéticos. Se utiliza actualmente en multitud de alimentos preparados o directamente se vende granulada para el uso de quienes erróneamente se les ha hecho creer que por no requerir de insulina se puede utilizar sin restricción alguna. No obstante, la principal fuente de fructosa a nivel de la industria es el *jarabe o sirope de maíz alto en fructosa*, un auténtico veneno que se añade en grandes cantidades a alimentos como cereales de desayuno, postres, repostería, helados, zumos, bebidas azucaradas o refrescos.

Es por ello por lo que el uso de la fructosa empezó a generar más problemas de salud todavía que el propio azúcar debido a la metabolización de la misma. Al igual que la glucosa, la fructosa es absorbida en el intestino delgado a nivel de yeyuno, a través del transportador GLUT5. Una vez absorbida, es transportada al hígado directamente para su metabolización, mientras que la glucosa que utiliza el transportador GLUT4 (dependiente de insulina), pasa previamente a la sangre.

Nuestro hígado, diseñado para soportar pequeñas dosis de fructosa provenientes de frutas silvestres de temporada, prácticamente colapsa ante esas desproporcionadas cantidades que se ingieren con todos esos productos procesados o con altas cantidades de fruta moderna. La principal misión del hígado una vez se absorbe la fructosa, es convertirla en glucosa para ser utilizada por los músculos, o bien aumentar el reservorio de glucógeno hepático; pero al quedar totalmente desbordado, no le queda otro remedio que generar grasa e ir almacenándola por los órganos y generando el grave problema de la grasa visceral o el hígado graso no alcohólico. Por este motivo, una gran parte de la sociedad, lejos de ser obesos, simplemente tienen la llamada «barriga cervecera», una protuberante y picuda tripa, que además es peligrosa para la salud por todo tipo de enfermedades relacionadas con el síndrome metabólico.

Seguro que habéis oído hablar de que el alcohol, además de todos los perjuicios que acarrea, son calorías vacías. Pues para hacernos una idea de hasta qué punto es nociva la fructosa, la metabolización de esta tiene lugar de la misma forma. De ahí el hecho de diferenciar el origen del hígado graso, ya que antiguamente había gente a la que detectaban la enfermedad (típica en personas alcohólicas), pero, para asombro de los médicos, no bebían alcohol.

Hay otro agravante que provoca el consumo excesivo y sostenido de fructosa, y es que la tasa de absorción aumenta. Digamos que el cuerpo, lejos de generar un rechazo, aumenta las adaptaciones fisiológicas ante el incremento en la ingesta dietética con las consecuencias que acarrea.

La literatura científica ha demostrado que las altas ingestas de fructosa aumentan radicalmente la concentración de triglicéridos en sangre. Esto significa que nuestras células, desbordadas de azúcar, no tienen tiempo para poder quemar toda la nueva grasa que el hígado está generando y estos triglicéridos quedan en la sangre, con el peligro que conlleva. Por este motivo, los pacientes con altas concentraciones de triglicéridos en sangre tienen riesgo elevado de enfermedad coronaria. También hay bibliografía que nos dice que las dietas altas en fructosa alteran el metabolismo de los lípidos a través de la producción de citoquinas proinflamatorias. El consumo de azúcar, por tanto, provoca un estado altamente inflamatorio que se vuelve crítico cuando se normaliza y se cronifica.

Si la fructosa es el veneno, ¿la fibra es su antídoto?, en cierto modo así es. Pero como siempre, volvamos a lo natural, la fruta de temporada cuando nos da el sol, ingerida junto con su fibra y en personas metabólicamente sanas, hace que la cantidad de fructosa sea pequeña y que además la propia fibra ralentice el proceso, por lo que no viaja al hígado «de golpe». Sin embargo, la frase «¡Come mucha fruta que es muy buena!» acaba provocando que se abuse de las frutas cada vez más palatables, modificadas genéticamente, con escasa fibra, en forma de zumos y en un ambiente de sedentarismo y obesidad generalizado. Todo esto hace que el vaso, ya de por sí lleno, siga rebosando.

La temporalidad y el sol

En Europa, sobre todo en países mediterráneos como España, las épocas estivales con más luz solar son aquellas en las que la naturaleza nos ofrece carbohidratos, por ejemplo, en forma de frutas. Debemos aprovechar la temporalidad y evitar situaciones como la de comer por ejemplo un plátano en diciembre en el norte de Europa. Un plátano que crece en climas tropicales donde hay temperaturas cálidas y muchas horas de sol, por tanto, es antinatural comerlo en una latitud donde los árboles están pelados por el frío invierno. Del mismo modo que el sol y el calor son lo que hace crecer a las frutas, a nosotros la exposición solar es lo que nos indica los alimentos más propensos para cada época del año. Con el sol y el calor, la metabolización o la forma en la que las mitocondrias de nuestras células utilizan la energía de los carbohidratos va a ser totalmente distinta. Las mismas frutas pueden ser más o menos saludables dependiendo del sol. Es por ello por lo que debemos fijarnos más en la comida de temporada.

LOS MICRONUTRIENTES Y EL AGUA

Una vez vistos los tres grupos de macronutrientes, a partir de los cuales, obtenemos energía, funciones de soporte, de transporte, de protección, estructural o biocatalizadora entre otras. Necesitamos otros nutrientes en mucha menor cantidad (micronutrientes), y que, aunque no nos aportan energía, son indispensables para que todo nuestro organismo funcione a la perfección. Son necesarios para que el puzle de nuestro cuerpo tenga sus piezas encajadas. Sin ellos no sería posible la vida. Sin ellos y sin el aporte indispensable del agua, recuerda este dato: somos agua en un 70 % prácticamente.

A grandes rasgos, los micronutrientes se pueden clasificar en vitaminas y minerales.

LAS VITAMINAS

Técnicamente hablando, las vitaminas son compuestos orgánicos complejos, bioactivos y con diversa estructura molecular. Son imprescindibles para el ser humano y cada una tiene una función concreta. El déficit y en ocasiones el exceso (en caso de las vitaminas que se almacenan en el organismo) provocan que la salud se deteriore y que el cuerpo no funcione correctamente.

Se suelen clasificar en dos grupos, liposolubles e hidrosolubles. Como su propio nombre indica, la clasificación se realiza atendiendo a la solubilidad de estas.

VITAMINAS LIPOSOLUBLES

Son aquellas que solo son solubles en grasas, es decir, su absorción tiene lugar en el intestino delgado junto con la grasa alimentaria. Por ello necesitamos ingerir lípidos, a pesar de que nos hayan remarcado que la grasa es mala.

Estas vitaminas no contienen hidrógeno, son muy estables incluso a altas temperaturas (soportan mejor el cocinado), se almacenan en el tejido adiposo y en el hígado. Por tanto, su exceso no se excreta por la orina. Esta posibilidad de almacenaje les aporta otra ventaja, y es que nuestro organismo puede recurrir a ellas si en algún momento o día en concreto no las ingerimos.

A continuación, paso a mostrar de forma breve cuáles son las vitaminas liposolubles (A, D, K y E):

Vitamina A. Juega un papel fundamental en la síntesis proteica, en la formación y mantenimiento de dientes y tejidos, en el correcto funcionamiento del sistema inmunitario o en la buena visión entre otros. Cabe destacar que existen dos fuentes de vitamina A:

- Por un lado, *el retinol,* procedente de los alimentos de origen animal (hígado, huevos, lácteos enteros). Además de tener mayor biodisponibilidad que la de origen vegetal, el organismo puede utilizarla directamente sin necesidad de transformación, por lo que la concentración en sangre es superior.

- Por otro lado, *los carotenos*, procedentes de alimentos de origen vegetal (zanahorias, vegetales de hoja verde). Tienen menor biodisponibilidad y han de ser transformados por nuestro organismo en retinol mediante otro proceso, lo cual todavía disminuye más su valor. Como veis, nuevamente los alimentos de origen animal se muestran claramente como los óptimos para conseguir un mejor funcionamiento de nuestro cuerpo y un menor gasto digestivo. Lo que viene a ser mayor densidad de nutrientes por gramo de alimento.

Vitamina D. Se le llama vitamina, pero en realidad se trata de una hormona importantísima para nuestra salud. Antiguamente se pensaba que únicamente intervenía en la mineralización de los huesos, fijando el calcio y el fósforo; pero recientemente, se ha descubierto que actúa en infinidad de procesos inmunológicos e inflamatorios, en la proliferación y apoptosis celular, como agente antitumoral, participando en desarrollo cognitivo y del sistema nervioso, en la secreción de insulina, etc. Lamentablemente, apenas se ha tenido en cuenta por la mayoría de profesionales de la salud hasta la conocida y reciente pandemia de coronavirus, que nos mantuvo encerrados en casa mucho tiempo y a raíz de la cual, la ciencia desveló que la mayoría de pacientes con síntomas graves por el virus tenían en común unos niveles muy bajos de esta vitamina. Puede que algunos de vosotros os preguntéis qué tiene que ver el hecho de estar encerrados en casa, con la vitamina D, pues tiene que ver absolutamente en todo, ya que esta vitamina se obtiene en mayor medida de la luz solar. Para ello, la exposición solar debe ser sobre todo en las horas centrales del día, con la mayor parte posible del cuerpo al descubierto y sin ningún tipo de crema solar. La exposición ideal, sobre todo para gente sin hábitos solares, debería ser controlada en el tiempo al principio, para ir aumentándose poco a poco. Por supuesto, todos los días que podamos. Las cremas solares, además de ser nocivas, producen una capa que impide el proceso de absorción y síntesis de esta vitamina.

Dicho proceso tiene lugar de la siguiente forma: una vez recibimos los rayos UVB del sol en nuestra piel, se inicia la creación a partir del 7-dehidrocolesterol (un derivado del colesterol). Posteriormente, el hígado es el encargado de hacer una primera hidroxilación para convertirla en 25-hidroxivitamina D (también llamada calcidiol). En este punto, la vitamina D todavía no es biodisponible, para lo cual necesita una segunda hidroxilación que tiene lugar en los riñones, con la conversión a 1,25-dihidroxivitamina D (llamado calcitrol). Habéis podido comprobar de nuevo cómo el colesterol es más que necesario y sin unos niveles óptimos, no podremos generar una correcta síntesis de esta «supervitamina».

Entre los alimentos donde también podemos encontrarla, destacan la yema del huevo, los pescados azules grasos o los lácteos enteros. Como veis, de nuevo el alimento de origen animal en general y su grasa en particular, al rescate.

En una analítica de sangre, no deberíamos tener valores de vitamina D por debajo de 35 ng/ml en sangre.

Vitamina E. Esta otra vitamina, también llamada *tocoferol*, tiene un papel fundamental como antioxidante celular. También ofrece una importante protección cardiovascular, precisamente actuando como antioxidante de las posibles lipoproteínas transportadoras de lípidos LDL(B), más pequeñas y densas, con mayor probabilidad de oxidación. Otras funciones importantes, tienen que ver con la función muscular, sanguínea, el cerebro o la piel.

Se encuentra sobre todo en el aceite de oliva, frutos secos, hojas verdes, huevos... y, ¡cómo no!, en todos los alimentos de origen animal.

Vitamina K. Para finalizar con las vitaminas liposolubles, os mostraré la que se encarga, sobre todo, de la coagulación de la sangre. También participa en la fijación de calcio en los huesos, en la síntesis de proteínas óseas o como protector cardiovascular. Junto con la vitamina D, tiene un papel fundamental en la absorción del calcio en los huesos.

Tiene dos variantes, filoquinona (K1) y menaquinona (K2):

- La filoquinona o K1 proviene de los alimentos vegetales (coles, espinacas, brócoli o lechuga...), es inferior en cuanto a biodisponibilidad, y es que tan solo se absorbe alrededor del 10 %.

- La menaquinona o K2 proviene de alimentos de origen animal (hígado, carnes, lácteos enteros, yema de huevo, etc.). Su absorción y biodisponibilidad es mucho mayor. Además, se ha comprobado que esta puede mantenerse en la sangre durante días, al contrario que la filoquinona, que tan solo puede hacerlo durante unas horas. Este punto también aporta mayor facilidad de absorción para la K2, procedente de los alimentos de origen animal. Todavía más importante es consumir esta vitamina a partir de alimentos animales, debido a que la K1 proveniente de los vegetales, debe ser convertida a K2 para poder ser utilizada por nuestro cuerpo.

Como podéis comprobar, a modo de resumen y vista la importancia de las vitaminas liposolubles, creo que el factor a destacar está claro. Manteniendo una alimentación variada, pero cimentada en el consumo de alimentos animales, tendremos una densidad nutricional muy superior. Poco a poco vamos avanzando en lo que viene a ser el diseño humano.

VITAMINAS HIDROSOLUBLES

Pasamos ahora a detallar el otro gran grupo de vitaminas. Estas son, como indica su nombre, solubles en agua, por tanto, su difusión en la sangre es óptima. No se acumulan y el excedente procedente de la dieta se excreta por la orina. Al revés que el grupo de vitaminas liposolubles, estas son menos resistentes al calor y a la oxidación, por lo que gran parte se pierde en el cocinado o en las distintas etapas de conservación, lavado o manipulación de los alimentos. Intervienen en el metabolismo celular, en la producción de energía o en el correcto funcionamiento de los órganos entre otras.

Complejo vitamínico B. Este grupo de vitaminas destaca por ser una pieza fundamental en el metabolismo energético.

Vitamina B1 o tiamina. Conocida por su papel en la regulación del metabolismo de los hidratos de carbono o en la transmisión de impulsos nerviosos.

ALIMENTOS	CONTENIDO EN VITAMINA B1
CARNE DE CERDO	0,89
LOMO EMBUCHADO	0,8
JAMÓN SERRANO	0,75
PISTACHOS	0,69
CHULETAS DE CERDO	0,57
HABAS O JUDÍAS	0,5
AVELLANAS	0,45
BACON	0,43
HÍGADO	0,37

Ilustración 2.3. Alimentos ricos en vitamina B1. Mg/100 gr

Vitamina B2 o riboflavina. Clave en la respiración celular, el metabolismo de los hidratos de carbono, grasas o proteínas, en la salud ocular o de la piel.

ALIMENTOS	CONTENIDO EN VITAMINA B2
HÍGADO	2,6
Foie-gras Y PATÉS	0,85
QUESOS CURADOS	0,7
ALMENDRAS	0,67
SETAS	0,41
SARDINAS	0,4
HUEVO DE GALLINA	0,33
VEGETALES DE HOJA VERDE	0,2

Ilustración 3.3. Alimentos ricos en vitamina B2. Mg/100 gr

Vitamina B3 o niacina. Es una vitamina que el organismo puede fabricar a partir del triptófano, sin embargo, en cantidades insuficientes. Por lo que el aporte a través de la dieta es necesario. Fundamental en el metabolismo energético al igual que las anteriores, formando parte de dos coenzimas (NAD y NADP).

ALIMENTOS	CONTENIDO EN VITAMINA B3
ATÚN O BONITO	17,8
POLLO	14
JAMÓN SERRANO	12
CACAHUETES	12,5
BACALAO	10,5
SALMÓN	10,4
CORDERO	10
CARNE DE CERDO	8,7
PATATA	7,8
RAPE O MERLUZA	6,9

Ilustración 4.3. Alimentos ricos en vitamina B3. Mg/100 gr

Vitamina B5 o ácido pantoténico. Interviene en la formación y degradación de los ácidos grasos, en el metabolismo energético, en la síntesis de neurotransmisiones, hemoglobina o de hormonas esteroideas.

ALIMENTOS	CONTENIDO EN VITAMINA B5
HÍGADO DE POLLO	6,2
HÍGADO DE TERNERA	6,1
YEMA DE HUEVO	3,7
AGUACATE	1,4
LENTEJAS	1,36
ARROZ	0,6
PLÁTANO	0,23
CEREZAS	0,19

Ilustración 5.3. Alimentos ricos en vitamina B5. Mg/100 gr

Vitamina B6 o piridoxina. Importante en la función cognitiva, inmunológica y hormonal. También, como sus «hermanas» en el metabolismo energético. Además, juega un papel imprescindible para la conversión de aminoácidos en serotonina y de triptófano en niacina.

ALIMENTOS	CONTENIDO EN VITAMINA B6
SARDINAS	0,96
SALMÓN, LANGOSTA O BOGAVANTE	0,75
NUECES	0,73
LENTEJAS	0,6
LENGUADO	0,6
HÍGADO	0,53
PLÁTANO	0,51
POLLO	0,5

Ilustración 6.3. Alimentos ricos en vitamina B6. Mg/100 gr

Vitamina B8 o biotina. Seguro que os suena por la asociación de su déficit con la caída del cabello, debilidad o dolores musculares. Y es que destaca su participación en el crecimiento celular.

ALIMENTOS	CONTENIDO EN VITAMINA B8
HÍGADO DE TERNERA	80
SALMÓN SALVAJE	80
YEMA DE HUEVO	55
VÍSCERAS	30-50
CACAHUETES	34
NUECES	19
AGUACATE	10
OTRAS FRUTAS Y VERDURAS	0,1-5

Ilustración 7.3. Alimentos ricos en vitamina B8. Mcg/100 gr

Vitamina B9 o ácido fólico. Importante para las mujeres en torno al embarazo, mantener niveles óptimos de esta vitamina, es crucial para evitar posibles malformaciones en la espina dorsal del feto, además de otras enfermedades congénitas. Esto es debido a que, entre las funciones del ácido fólico, destaca la participación en la síntesis del ADN y en el crecimiento de las células sanguíneas. Otros problemas que causan su déficit son la anemia megaloblástica o el riesgo coronario, debido a que unos niveles bajos propician un aumento del aminoácido homocisteína.

ALIMENTOS	CONTENIDO EN VITAMINA B9
HÍGADO DE TERNERA	290
VÍSCERAS	200-300
JUDÍAS, GARBANZOS	180
YEMA DE HUEVO	60-150
PUERRO	100
VEGETALES HOJA VERDE	60-120
ALMENDRAS	33
AGUACATE	30

Ilustración 8.3. Alimentos ricos en vitamina B9. Mcg/100 gr

Vitamina B12 o cianocobalamina. Llegamos sin duda, a la vitamina del grupo B más famosa de todas. Junto con el ácido fólico participa en la creación de glóbulos rojos o eritropoyesis. Su déficit, en este caso, provoca anemia perniciosa. La B12 únicamente puede obtenerse de los alimentos de origen animal, por ello es imprescindible la suplementación en dietas veganas. Esta vitamina solo es la punta del iceberg de este tipo de dietas porque únicamente la obtenemos de la comida de origen animal, pero hay que decir que el resto de vitaminas de este grupo, de la misma forma que pasa con todos o casi todos los nutrientes, aportan una biodisponibilidad mucho mayor en el grupo animal que en el grupo vegetal.

ALIMENTOS	CONTENIDO EN VITAMINA B12
HÍGADO	60-85
SARDINAS	28
LENGUA	16
OSTRAS	15
Foie-gras Y PATÉS	12
CARNE MAGRA	5-10
YEMA DE HUEVO	5

Ilustración 9.3. Alimentos ricos en vitamina B12. Mcg/100 gr

Todo esto daría para escribir otro libro, pero, como veis, si nos paramos a pensar en algún nutriente o micronutriente que no obtengamos en los alimentos de origen animal, me temo que no lo encontraríamos. Sin embargo, una dieta estrictamente vegetal va a dejarnos con numerosas carencias. Como podéis apreciar en las tablas, todas las vitaminas del grupo B se encuentran sobre todo en las vísceras, huevo, marisco, pescado, carne o lácteos enteros. Los vegetales aparecen con cierto aporte en algunos tipos, pero, como os digo, su biodisponibilidad a la hora de absorber estas vitaminas se ve drásticamente reducida.

Vitamina C. Aquí tenemos otra vitamina muy conocida, asociada siempre como una gran aliada en procesos gripales o infecciones virales. Pero además de su participación en la función inmunitaria, es importante también en el proceso de cicatrización, en la regeneración muscular o en la formación de colágeno para contribuir a unos tejidos sanos.

Otro punto importante de la vitamina C es su contribución en la absorción del hierro, sobre todo el hierro no hemo. Adivinad cuál es la procedencia del hierro no hemo. ¡Bingo! Aquel hierro que procede de alimentos de origen vegetal. Que además de tener una absorción ínfima en comparación con el hierro hemo (origen animal), necesita de esta vitamina para potenciar mínimamente su biodisponibilidad.

Para cerrar con las funciones más importantes de la vitamina C, os contaré otra importante, se trata del poder antioxidante que posee, ya que protege a las células de los radicales libres que provocan esa oxidación, la consiguiente inflamación y modificación estructural. Si nos fijamos, generalmente esta propiedad antioxidante de esta vitamina acaba siendo un bombardeo constante por parte de las recomendaciones oficiales, de la prensa, de la televisión, etc., pero ¿por qué?, os preguntaréis. Sencillo, hoy en día los hábitos modernos mantienen en un estrés oxidativo continuo a la población. El frenético ritmo de vida, el mal descanso nocturno, los ritmos circadianos olvidados, el alcohol y el tabaquismo, el sedentarismo, la exposición excesiva a las pantallas de los dispositivos y a la luz azul, la falta de exposición a la luz solar, el uso de productos químicos, el problema de los humos y la contaminación y sobre todo consumo de una dieta muy alta en carbohidratos, la mayoría procesados, comida basura y azúcares (los carbohidratos ya son inflamatorios y oxidantes de por sí). Entonces, ¿qué fue antes, el huevo o la gallina?, me explico: se necesitan muchas cantidades de vitamina C para paliar el efecto de los nefastos hábitos, de ahí la necesidad de una «megadosis» diaria. ¿Qué pasa si llevan unos hábitos saludables de verdad, una alimentación baja en carbohidratos y acorde con el diseño humano, sin tabaquismo, durmiendo bien o respetando el ciclo solar? Pues blanco y en botella: tendríamos una mínima oxidación celular y una necesidad mucho menor de recurrir a ingestas exógenas de vitamina C. Resumiendo, el ser humano moderno se ha creado la necesidad de tener una ingesta muy elevada de esta vitamina, por tanto, con una alimentación mucho más carnívora, reducimos en gran medida los requerimientos. Volvamos a nuestros orígenes... Si las dosis de vitamina C fuesen tan necesarias como nos dicen en los medios, ¿no creéis que nos hubiésemos extinguido? Pensad, ¿que cítricos o vegetales podrían consumir nuestros antepasados en las frías épocas invernales?, pues ninguno.

¿Dónde se encuentra la vitamina C? Pues en los vegetales de hoja verde, bayas, cítricos, etc., pero... ¡un momento, no tan rápido! Seguramente si consultamos cualquier fuente bibliográfica sobre alimentos con alto contenido en vitamina C, aparezcan seguro los que os he dicho. Pero enseguida nos daremos cuenta de que la mayoría de fuentes o medios tan solo muestran las de origen vegetal... Pues tengo que deciros que no es así, el reino animal no iba a quedarse atrás tampoco en esta vitamina. La tenemos con una altísima biodisponibilidad en el hígado (auténtico multivitamínico), en las vísceras y órganos. También en carnes rojas y en los lácteos. Seguro que recordáis algún documental televisivo de animales, donde el depredador, una vez consigue su presa, lo primero que come son las vísceras y órganos, para después seguir con los músculos de su maltrecha víctima. Esta circunstancia no muestra otra cosa más que la gran densidad nutricional de los órganos y vísceras, lo que en España llamamos «casquería». Como decía, auténticos multivitamínicos.

Lo más importante, para resumir, es controlar la oxidación celular, basar nuestra alimentación en alimentos de origen animal y complementar con vegetales para hacer todo este cóctel aún más rico.

ALIMENTOS	CONTENIDO EN VITAMINA C
PEREJIL FRESCO	190
PIMIENTOS	131
COLES	55-100
FRESAS	60
NARANJAS	50
HÍGADO	25
VÍSCERAS	6-20
LECHE	1,4

Ilustración 10.3. Alimentos ricos en vitamina C. Mg/100 gr

LOS MINERALES

Importantísimos, quizá sería una exageración tratarlos como los olvidados, pero acertaríamos de pleno si dijésemos que no se les da la atención que merecen. Estos micronutrientes son realmente clave, de igual forma que cada uno de los descritos en este capítulo. Otra pieza más del puzle de la salud. A diferencia de las vitaminas, estos son componentes inorgánicos, que no se ven destruidos por agentes ambientales como la luz, el calor, el oxígeno, etc. Esto les permite mantenerse intactos ante procesos de manipulación, conservación o cocinado. A continuación, describo los más importantes.

Calcio. Es el mineral más abundante en el organismo. Se sitúa principalmente en huesos y dientes, por tanto, forma parte indispensable de su estructura. Pero también tiene funciones inmunitarias, de coagulación, de transmisión nerviosa, de contracción y relajación muscular o como regulador de la presión arterial.

Las principales fuentes donde podemos encontrar este mineral son los productos lácteos, pescados azules cuando los consumimos enteros (en conservas, por ejemplo, ya que se encuentra principalmente en las espinas), frutos secos o en algún «comestible de supervivencia» como las legumbres. Sin embargo, en estas últimas, su absorción es más complicada debido al contenido en antinutrientes. La hipocalcemia o déficit de este mineral puede provocar osteoporosis, crecimiento alterado en niños, hipotiroidismo o problemas musculares entre otros.

Fósforo. Por orden de abundancia en nuestro cuerpo, situamos el fósforo en segundo lugar. También imprescindible en la formación de los huesos y compartiendo funciones con el calcio en la coagulación o en la actividad nerviosa y muscular. Además, es fundamental para el correcto funcionamiento cardiovascular y como activador de enzimas. Forma parte de todas las células, y forma parte del ATP, siendo clave en el metabolismo energético.

El fósforo se encuentra principalmente en todos los alimentos de origen animal y en frutos secos o legumbres, con las limitaciones en cuanto biodisponibilidad en estas últimas. Su déficit es raro, quizás más en personas cuya dieta sea vegana. Puede dar lugar a fatiga o debilidad, trastornos nerviosos o problemas óseos.

Magnesio. Se encuentra en el hueso donde contribuye a su mineralización, en músculo y en otros tejidos blandos donde actúa como cofactor de enzimas intracelulares. Al igual que los anteriores, es fundamental en la coagulación, en la transmisión nerviosa y contracción muscular. Es conocido por su efecto relajante. Además, es muy importante en los procesos inmunitarios y en diversos procesos metabólicos. Recientemente, se han llevado a cabo estudios clínicos que demuestran que este mineral es necesario para la síntesis de vitamina D, recordad la importancia de esta vitamina que actúa como hormona.

El magnesio se encuentra en los frutos secos, mariscos, pescados azules, vegetales de hoja verde, hortalizas, caracoles, cacao, legumbres o pan integral y cereales (sin embargo, la multitud de lectinas y antinutrientes de estos últimos, como sucede siempre, disminuyen su absorción).

Con todos los minerales en general, pero con el magnesio en particular, sucede una cuestión importante en la alimentación de hoy en día. Las fuentes de magnesio vegetal o animal (recordad que la mayoría de animales que comemos se alimentan de cereales o plantas) se ven cada vez más disminuidas en minerales debido al progresivo empobrecimiento de los suelos, estos suelos donde bien crecen los vegetales que nos comemos directamente o que, como os decía, comen los animales con los que después nos alimentamos nosotros. Por eso, para mi gusto, suplementar con magnesio debería ser fundamental para cualquier persona hoy en día. Mucho más si somos deportistas o tenemos cierta actividad física. Recordad que la actividad física debería ser imprescindible para cualquiera. ¿Qué suplemento de magnesio sería ideal por su biodisponibilidad? Sin duda dos de los más absorbibles son magnesio bisglicinato, o magnesio L-treonato. Muy superiores al suplemento más común, que suele ser el citrato de magnesio.

Manganeso. No confundir con magnesio. Este mineral es constituyente de la piruvato carboxilasa, la cual participa en la gluconeogénesis (obtención de glucosa endógena, a través de sustratos no glucídicos). Contribuye a disminuir el daño oxidativo mitocondrial, el mantenimiento de la salud ósea, o en la síntesis de hormonas sexuales entre otros. Su deficiencia no es frecuente, y lo podemos encontrar en vegetales de hoja verde, mariscos, frutos rojos, frutos secos, lácteos o carnes.

Azufre. Interviene en la síntesis de colágeno, fundamental para el funcionamiento óptimo del tejido conectivo, en la coagulación sanguínea o como constituyente de numerosas proteínas. Contienen azufre todos los alimentos ricos en proteínas de origen animal, y en mucha menor medida en coles o espárragos. Su deficiencia puede afectar al metabolismo energético, a la coagulación sanguínea o a la síntesis de determinadas proteínas.

Zinc. Mineral que participa en el funcionamiento del sistema inmune (suele funcionar bien como aliado en procesos víricos), en la división y crecimiento celular, en la cicatrización o en el metabolismo de los carbohidratos. También implicado en la producción de insulina.

Hierro. Importantísimo y cada vez más deficitario en la población en general. Este mineral está presente en el 65 % de la hemoglobina, proteína que se encarga de llevar el oxígeno de los pulmones al resto del cuerpo. Imaginaos la importancia de poseer unos valores óptimos. También forma parte de la mioglobina, otra proteína encargada de aprovisionar de oxígeno extra a los músculos, ante una demanda extra por ejemplo ante un esfuerzo de alta intensidad o bien por un daño extraordinario que lo demande. Por si fuera poco, también forma parte de diferentes orgánulos de las células, citocromos de la cadena respiratoria o de la estructura de multitud de enzimas.

En cuanto al hierro presente en los alimentos, de los cuales debemos absorberlo, tenemos que diferenciar entre *hierro hemo* (animal) y *hierro no hemo* (vegetal). El hierro hemo se absorbe en porcentajes medios en torno al 30 %, es el hierro presente en la hemoglobina y mioglobina, y lo encontramos en las carnes rojas, hígado y vísceras, mariscos, pescados o aves. Este elevado porcentaje de absorción es debido a la estructura hemo, la cual le permite entrar directamente en las células de la mucosa intestinal en forma de complejo hierro-porfirina. Por esto, la presencia de sustancias inhibidoras o potenciadoras apenas afectan para bien o para mal su absorción, a excepción del calcio que, en ciertas ocasiones y circunstancias, puede ser un inhibidor incluso de hasta la tercera parte del hierro hemo ingerido. Otro punto importante en cuanto a la absorción final, son las reservas del mineral en nuestro organismo. Si nuestras reservas de hierro son elevadas, retendremos menos y excretaremos más. Al contrario si nuestras reservas están menguadas.

Por otra parte, el *hierro no hemo*, presente en los vegetales, tiene una absorción media de entre el 1 al 8 % (frutos secos, leguminosas o algunas verduras). Además, para garantizar una mínima disponibilidad, se han de consumir junto con importantes dosis de vitamina C y alejados de productos lácteos. Como veis, un problema añadido a las «famosas» dietas veganas, las cuales presentan un alto nivel de anemia ferropénica, que es la enfermedad que presenta la carencia de este mineral en el organismo. El hierro no hemo se encuentra presente como Fe III y necesita un proceso de transformación y reducción a Fe II que únicamente puede darse en presencia de un pH estomacal ácido (otro problema para gente que abusa de antiácidos e inhibidores de la bomba de protones). Hablábamos de la necesidad de aportar vitamina C para mejorar la

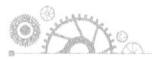

absorción, pero, por el contrario, tenemos otros compuestos presentes en los alimentos que actúan dificultando su absorción. Entre estos se encuentran los oxalatos, fitatos, taninos y algunos nutrientes inorgánicos como calcio y aluminio. Como habéis podido ver, este proceso de transformación, potenciación o inhibición apenas sucede con el hierro hemo.

Estudios recientes, han descubierto la hormona *hepcidina* como factor clave en la autorregulación de la absorción de hierro por el organismo. Es decir, la suplementación con hierro para subir a toda costa los niveles carecería de tanto sentido si el organismo en cuestión posee altos niveles naturales de hepcidina que impiden dicha asimilación final. Estaríamos, por tanto, ante un factor más bien de genética y no tan dependiente del aporte exógeno como pensábamos. Estos estudios han determinado que poblaciones con déficit de hierro tenían valores de hepcidina disminuidos (para favorecer su absorción), al revés que poblaciones con niveles de hierro abundantes, que la tenían más elevada. Como podéis comprobar, la naturaleza y el cuerpo humano se saben regular por sí mismos.

Yodo. Mineral fundamental para la síntesis de las hormonas tiroideas T3 y T4, vitales para la regulación celular y metabólica. Cobra mucha más importancia todavía durante el embarazo de la mujer, donde aumenta la necesidad de yodo. Lo podemos encontrar, sobre todo, en pescados, mariscos y alimentos de origen marino. Presente también en vegetales cuya cantidad disponible depende de la riqueza del suelo donde se desarrollen, aunque lamentablemente cada vez más son pobres.

Flúor. El 95 %, presente en huesos y dientes, interviene en la formación y mantenimiento de estos. Está presente naturalmente en el agua y en las verduras, al captarlo estas del suelo.

Las cantidades necesarias de flúor son ínfimas en comparación con las que se aportan hoy en día. Esto es debido a la alimentación moderna, llena de carbohidratos y azúcares, que ha creado una necesidad de consumo de flúor para proteger la dentadura de las famosas caries. Este parche es uno más de los recomendados por los organismos oficiales, para salvar *in extremis* una patología creada únicamente por la nefasta alimentación moderna y su pirámide nutricional. Con una alimentación en función de nuestro diseño, este problema desaparecería de forma inmediata. El exceso de este mineral está causando multitud de problemas en los huesos, problemas renales, neuromusculares y del sistema nervioso, o problemas tiroideos (disfunción tiroidea e hiperparatiroidismo) entre otros.

Selenio. Este mineral es un antioxidante natural que previene junto con la vitamina E y la enzima glutatión peroxidasa, la formación de radicales libres. Su deficiencia provoca oxidación celular, y también hay estudios que asocian su deficiencia con algunos tipos de cáncer. El selenio podemos encontrarlo en vísceras, carnes, mariscos o lácteos. También en vegetales que crezcan en suelos donde se encuentre este mineral, con el hándicap de la pobreza mineral en los suelos de hoy en día.

Sodio. Tan imprescindible como cuestionado. Junto con el cloro, el principal componente de la sal de mesa o sal marina. Aquí, con este mineral, considerado uno de los tres electrolitos más importantes, tenemos un problema de base en nuestra sociedad. Este dilema lo desarrollaremos dentro de un capítulo posterior. A modo de resumen, decir que se le ha culpado de causar riesgo cardiovascular por su relación con la hipertensión arterial, cuando el problema de fondo es un exceso de azúcar o carbohidratos de la dieta, que es la que provoca un aumento desmesurado de insulina y la consiguiente retención de líquido y sodio a nivel renal. Cosa que poco tiene que ver con la ingesta de sodio, siempre y cuando llevemos a cabo una alimentación acorde a nuestro diseño.

Es esencial en el equilibrio ácido-base, regulación de la osmolaridad o cantidad de líquido intra- y extracelular, además de otros procesos que tienen lugar en la membrana celular. Es el principal catión extracelular. Imprescindible en la transmisión de impulsos nerviosos, contracciones y excitabilidad muscular, permite la entrada de yodo en la tiroides. La fuente principal es la sal, y la carencia de sodio puede dar lugar a convulsiones, hiponatremia, fatiga, debilidad, dolor de cabeza, mareos, atrofia muscular o hipotensión.

Cloro. El otro componente principal de la sal de mesa. Es el principal anión extracelular, regula la presión osmótica, la cantidad de líquido extracelular, la regulación del pH y la formación de ácido clorhídrico, que es el ácido que nos permite digerir los alimentos a nivel estomacal. Se encuentra en la sal de mesa, mariscos, aceitunas, alcachofas, pescados, huevos. Su déficit causa calambres, fatiga, alcalosis hipoclorémica o arritmias.

Potasio. El principal catión intracelular. Fundamental junto con el sodio, en la regulación de la osmolaridad, el equilibrio ácido-base, la función renal, los impulsos nerviosos, la excitabilidad neuromuscular o la presión arterial. Presente en vísceras, hígado, carnes, pescados, leche, huevos, vegetales de hoja verde o algunas frutas. Su déficit provoca fatiga, debilidad muscular, calambres o arritmias.

Estos tres últimos, junto con el magnesio, el calcio y el bicarbonato, son los principales electrolitos.

EL AGUA

Una vez vistos los minerales más importantes, cabe destacar que el cuerpo humano se compone de agua, en un 65 % aproximadamente. Es esencial para vivir, quizás sin comida podríamos aguantar muchos días, para eso tenemos reservas de grasa, pero no sobreviviríamos mucho más de 3 o 4 días sin agua. Sin agua y sin minerales, ya que una hidratación correcta debe ir de la mano de una correcta mineralización. Fijaos si es importante, que debe existir un equilibrio hidroelectrolítico entre los distintos compartimientos celulares para que se produzca el correcto intercambio de nutrientes y sustancias. Por ello el aporte de agua y minerales debe ser constante. Una restricción en el aporte electrolítico puede afectar al estado de hidratación y al pH sanguíneo pudiendo causar la muerte si no se pone remedio a tiempo.

Hoy en día, la mayoría de aguas embotelladas y mal llamadas «aguas minerales» en realidad son aguas desmineralizadas. Lejos de cumplir la función para la que la ingerimos, que es la de hidratar nuestro cuerpo, nos desmineraliza dejándonos carencias de todo tipo. Seguro que habéis oído hablar del agua destilada, agua que carece de minerales debido al proceso de hervido y condensado que sufre, para ser apta de cara a ciertas actividades industriales o domésticas, lejos del consumo humano. Pues bien, como os decía, las aguas embotelladas que encuentran en supermercados están cada vez más cerca de ser aguas destiladas con el peligro que eso conlleva. Ya hemos visto el problema en la carencia de los minerales, sin embargo, a la industria alimentaria, farmacéutica o a las recomendaciones oficiales en general les interesa a toda costa bajar el sodio de los productos, debido al falso mito de la sal que hemos visto anteriormente y que trataremos

más adelante. El problema de la resistencia a la insulina y la prediabetes provoca que cada vez un porcentaje mayor de la población deba alimentarse con dietas pobres en sodio como «parche sanitario exprés». Si la mayor parte de la población come sin sal, el filón comercial en el caso del agua, es vender agua baja en sodio. Una auténtica cadena de despropósitos.

Fisiológicamente hablando, el agua se sitúa de distinta forma en cada órgano, tejido o parte de nuestro cuerpo. Por ejemplo, el cerebro está formado en algo más del 70 % por agua, un 12 % del restante es grasa (una pista de la importancia de ambas sustancias). El 83 % de la sangre o el 73 % de la piel es agua. Si nos fijamos en las células, el agua intracelular supone el 38 % del peso de nuestro cuerpo, el agua intersticial (líquido extracelular) supone un 15 %, los líquidos circulantes (sangre y linfa) un 4 % y agua transcelular, un 2,5 % aproximadamente.

El balance hídrico lo determinan las pérdidas que son constantes debido a las labores de termorregulación, respiración, filtrado y eliminación de productos de desecho del metabolismo. La hormona antidiurética o vasopresina se activa ordenando la reabsorción renal cuando este balance es negativo para evitar más pérdidas de agua a través de la orina, a la vez que se activa el mecanismo de la sed. Por el contrario, cuando hay exceso de agua no se activa esta hormona, lo que se traduce en menor reabsorción renal y mayor excreción. Otro dato interesante es que cuando mantenemos la insulina alta debido a la alimentación moderna, también se acentúa la reabsorción renal de agua y de sodio, lo que acaba provocando la famosa hipertensión. Justo lo contrario sucede durante un periodo de ayuno o con una alimentación baja en carbohidratos, situación ideal, pero donde la hidratación junto con el aporte de minerales se vuelve más importante si cabe.

El exceso en la ingesta de líquido (hiperhidratación) o el déficit (deshidratación) puede conducir a los llamados desequilibrios hídricos. La hiperhidratación suele ser más rara, y los trastornos asociados a esta pueden fallos hormonales o psiquiátricos. En cambio, la deshidratación sí suele ser más frecuente, pudiendo acarrear cefaleas, fatiga o debilidad o incluso la muerte.

Tenemos tres tipos de deshidratación:

- *Hipotónica:* se pierden más electrolitos que agua. Puede suceder en diarreas muy severas sin reposición de minerales o, por ejemplo, en deportistas en situaciones extremas y esfuerzos muy intensos.

- *Hipertónica:* se pierde más agua que electrolitos. Este desequilibrio puede darse cuando por ejemplo padecemos una enfermedad con fiebre, en la que la temperatura corporal es alta y se ingieren pocos líquidos debido al propio malestar e inapetencia que provoca la enfermedad.

- *Isotónica:* suele ser la deshidratación más frecuente, en la que la pérdida de minerales va de la mano con la pérdida de agua. Suele ocurrir en deportistas, gente de avanzada edad que descuida la hidratación con mayor frecuencia, enfermedades como gastroenteritis, etc.

Para acabar, comentar las necesidades hídricas aproximadas. Recomiendo encarecidamente que sean de agua con suficientes minerales, dejando de lado las aguas desmineralizadas. Estas son sencillas de identificar, ya que la mayoría se etiquetan como bajas en sodio. Un niño, sobre todo hasta los 10 años, debería beber mínimo entre 1,6 y 2 litros diarios. Los adolescentes, deberían acercarse a los 2,5 litros o más si se lleva a cabo actividad física, que por otro lado debería ser de obligado cumplimiento. Las personas adultas o de 20 años en adelante no deberían beber menos de 2,5 o 3 litros al día. Especial atención requieren las mujeres gestantes o lactantes, con una necesidad mínima de entre 2,5 y 3 litros. Siempre es importante aumentar estas cantidades en función de la actividad física, sudoración o temperatura ambiental.

En el caso de alimentarnos en función del diseño humano, la insulina será más baja que la de una persona que coma en función de las recomendaciones oficiales actuales, esto es ideal para nuestra salud, pero hay que prestar mucha atención a la hidratación e incluso aumentar estas recomendaciones sobre todo en periodos de ayuno intermitente, junto con la ingesta de electrolitos, sobre todo de sodio. El aporte de estos minerales es igual de importante, por lo que recomiendo ingestas mínimas de sal marina en torno a 10 gr/día. Recuerda que solo el 40 % de la sal es sodio. Pudiendo aumentar estas recomendaciones aproximadamente en 1 o 1,5 gramos más de sal durante el ejercicio físico, por cada hora de entrenamiento. De igual manera, recomiendo una ingesta de unos 300-500 mg de magnesio de alta biodisponibilidad al día. Siempre mejor por la noche al ser un mineral que favorece la relajación.

CAPÍTULO 4.
RESOLVAMOS EL PROBLEMA. EL DISEÑO HUMANO.

Llegados a este punto, ya conocemos de forma resumida tanto la evolución humana a lo largo de los años como los nutrientes que debemos ir incorporando a nuestro cuerpo para mantenernos con vida. Vamos a ver cómo funciona realmente nuestro cuerpo, no solo para saber utilizar todas las herramientas y alimentos disponibles, sino también cómo llevarlo a cabo para que esto se traduzca en vivir con salud y no atados a los medicamentos, que es lo que por desgracia sucede hoy en día cuando llegamos a una edad determinada.

También vimos cómo, tristemente, cada vez estamos peor de salud, más medicados y más obesos. Muy mal lo debemos de estar haciendo para que hoy en día, con todo a nuestro favor, con todas las comodidades posibles, los avances médicos experimentados, con muchísimas más facilidades que nunca, seamos incapaces de sostener nuestra salud.

La medicina actual es increíblemente buena y está tremendamente preparada para salvarnos de una situación crítica, cuando casi no hay vuelta atrás, cuando una enfermedad o lesión es prácticamente incompatible con la vida. Ahí aparece la medicina para salvarnos *in extremis*, para mantenernos, aunque sea conectados a cualquier máquina. Todo lo moderna que es la sanidad en este sentido lo es de anticuada en otros aspectos fundamentales. Multitud de enfermedades tratadas con medicamentos y más medicamentos, cuando en realidad están generadas por los malos hábitos de todo tipo, sobre todo alimentarios, y por ir contra nuestro diseño. Se empeñan en poner parches en vez de analizar y atacar el origen del problema.

Seamos serios, la mayoría de enfermedades actuales son adquiridas y muy pocas son genéticas. Estas enfermedades, llamadas metabólicas, son curiosamente las más fáciles de eliminar, ¡son reversibles!, pero, sin embargo, son las que más muertes provocan con diferencia. Se llega incluso a culpar a la edad de las diferentes enfermedades que van apareciendo. Todavía recuerdo cuando tenía que memorizar en los temarios de nutrición y dietética, durante mis estudios, que la obesidad, la diabetes tipo 2, la hipertensión arterial, el reflujo gastroesofágico, etc., son enfermedades atribuibles a la vejez. Es cierto que la edad juega un papel fundamental, pero no por el hecho de desarrollar la enfermedad en sí, sino por la cantidad de años que hemos acumulado desde niños haciendo las cosas mal, queriendo ir por delante de la naturaleza. Tratando a nuestro cuerpo a zapatillazos, es probable que vayamos aguantando mientras somos jóvenes..., hasta que se colme el vaso. No olvidéis que el cuerpo humano es una máquina perfecta, sobre todo cuando somos jóvenes, capaz de sobreponerse a casi cualquier mal hábito al que le sometamos. Pero todo tiene un límite, ese límite unido a la pérdida de eficiencia por el paso de los años es lo que propicia todo tipo de enfermedades metabólicas.

¿CÓMO PROCESAMOS LOS ALIMENTOS CUANDO COMEMOS? ¿CÓMO LOS CONVERTIMOS EN ENERGÍA?

Depósitos de energía

El ser humano, cuando come y lleva a cabo las funciones de digestión y absorción de los nutrientes anteriormente vistos, almacena la energía obtenida en dos «depósitos», por así llamarlos. Uno es el depósito de grasa de nuestro cuerpo, que es ilimitado y que, lamentablemente, todos conocemos cada vez mejor debido a las proporciones exacerbadas que alcanzan los «michelines» de la mayoría de la población. El otro depósito de combustible es el del glucógeno, este es limitado, pues tan solo puede albergar a lo sumo (deportistas muy entrenados) unos 600 gramos entre dos compartimentos: hígado y músculo. Es decir, no mucho más de 2000-2300 kilocalorías. Pero, además, con una desventaja añadida, y es que el glucógeno debe empaquetarse con unos 3 gramos de agua por cada gramo de glucógeno. Esto explica por qué el depósito de glucógeno debe ser tan reducido y el combustible prioritario debe ser el de la grasa, o de lo contrario pesaríamos 3 veces más de lo que pesamos. Hoy en día, hay soluciones para casi todo, pero hace miles y miles de años nos hubiésemos extinguido como especie pesando más de 140 kg e intentando escapar de la multitud de peligros diarios a los que nuestros antepasados estaban expuestos.

Las proteínas también se almacenan sobre todo en la musculatura. Todas las células están formadas por aminoácidos que, hablando en términos energéticos, podrían llegar a usarse en casos muy extremos de inanición. Pero siendo sinceros, debería darse una situación realmente límite para que el músculo llegase a degradarse en favor de la obtención de energía, puesto que perder nuestra musculatura implicaría volvernos más débiles y con menos opciones de buscar comida que nos ayude a sobrevivir. Sería algo así como tirar piedras contra nuestro propio tejado. Por eso quiero que tengáis presente que, en circunstancias normales, nuestro cuerpo no obtiene energía de las proteínas. De hecho, está demostrado que en estados de ayuno, la creación de cetonas a partir de la quema de grasa protegen la musculatura.

Toda esta energía almacenada debe ser oxidada en diferentes procesos, para formar ATP (adenosín trifosfato), que es la unidad energética que nuestro cuerpo usa en todas las actividades. Es, digamos, la moneda de intercambio energético.

EL ALMACÉN DE GRASA

Una vez conocemos los depósitos de energía, tenemos que tener claro que la grasa almacenada es el combustible principal y también el óptimo. ¿Por qué? Tal y como vimos en el capítulo anterior, la grasa nos aporta 9 kilocalorías por cada gramo, por tanto, es muy superior a las 4 kilocalorías que nos aportan tanto el azúcar o carbohidratos, como las proteínas. También sabemos que la grasa no necesita agua para empaquetarse, sino que se almacena directamente en el tejido adiposo o adipocitos, en forma de triglicéridos, que es la molécula perfecta para el mencionado almacenaje energético.

Cuando comemos, los lípidos de los alimentos se absorben en el epitelio intestinal, seguidamente pasan a empaquetarse en los adipocitos en forma de triglicéridos, que posteriormente, en un proceso inverso, descompondremos para obtener energía. Esta energía es la que nuestro cuerpo debe utilizar para prácticamente todos y cada uno de los procesos fisiológicos, pero también para aquellos procesos puramente físicos, de actividad o de movimiento. Su combustión, llamada lipólisis o quema de grasa y posterior beta oxidación, es la forma más limpia y más estable de obtención de energía en forma de ATP. Es la que produce menor cantidad de deshechos y menor daño oxidativo por una menor producción de radicales libres.

Como hemos visto, el ATP es esa moneda energética que usamos como energía final, pues bien, para que os hagáis una idea, a partir de una molécula de glucosa, se pueden crear entre *36 y 38 moléculas de ATP*. Sin embargo, uno de los ácidos grasos más comunes y presentes en todas las grasas, el ácido palmítico (16 carbonos), produce *129 moléculas de ATP*. Cuantos más carbonos posea el ácido graso, más moléculas de ATP generará.

Supongamos ahora una persona sana, delgada y deportista, que pesa 75 kg y tiene alrededor de un 10 % de grasa corporal (un deportista profesional suele estar en torno al 6-8 %). Esta persona dispondrá de energía acumulada en forma de grasa por valor de 67 500 kilocalorías, o lo que es lo mismo, si aproximadamente consume unas 2500 kilocalorías diarias, podrá mantenerse con vida cerca de un mes entero sin comer nada. Solo con agua y minerales. Las cuentas son claras, 7,5 kg de grasa acumulada, multiplicado por las 9 kilocalorías que nos aporta cada gramo y ahí lo tenéis. Con tan solo 7,5 kg de peso en la despensa propia, tenemos provisiones para un mes entero.

Además, esta persona sana, con flexibilidad metabólica para utilizar tanto grasa como glucosa de forma eficiente, resulta ser un deportista muy entrenado. Por tanto, es capaz de albergar triglicéridos entre sus células musculares, más concretamente en la zona *intermiofibrilar*, muy cercana a las mitocondrias con mayor actividad. ¡Adivina para qué!, para ser utilizados como combustible durante la contracción muscular. Son los conocidos como TGIM (triglicéridos intramusculares), que pueden almacenarse también en el músculo, al igual que el glucógeno para su rápido uso en el entrenamiento. Imaginémonos un jamón de bellota, con sus vetas blancas de rica grasa entre el músculo rosáceo. Por contra, justo al lado tenemos otro jamón, pero en este caso un jamón serrano normal, con muchas menos vetas de grasa intramuscular. ¿A qué responde esta diferencia? Pues, sencillamente, a que el jamón de bellota procede del cerdo criado en movimiento en las dehesas, y el cerdo del que proviene el jamón serrano, lo hace en el interior de las granjas, sin apenas movimiento.

¿Y cómo utilizamos la grasa?

Resumiendo mucho, el proceso por el cual todos los triglicéridos presentes en nuestros adipocitos se hidrolizan (se rompen en otras moléculas), se conoce como lipólisis. Cada triglicérido está formado por 3 ácidos grasos y por una molécula de glicerol. Cuando se liberan, los ácidos grasos viajan por la sangre unidos a la albúmina, con destino a las células, más concretamente a la mitocondria. Donde gracias a la carnitina, atraviesan la membrana y acceden a la matriz mitocondrial donde se degradan en proceso llamado betaoxidación, para formar Acetyl-CoA e ingresar en el ciclo de Krebs que dará lugar a las moléculas de ATP que utilizamos como energía.

Por otro lado, la molécula de glicerol que ha quedado libre viaja al hígado para que este forme glucosa, en un proceso llamado gluconeogénesis. Este proceso sirve para alimentar a ciertas células y órganos que requieren glucosa. Es por ello por lo que siempre digo que la glucosa no es esencial, puesto que podemos fabricarla de forma endógena. Esto es realmente espectacular porque nos demuestra que el cuerpo humano es una máquina perfectamente engranada para funcionar sin la necesidad de mantenernos enganchados al aporte de azúcar que, lamentablemente, las recomendaciones oficiales, la industria alimentaria y las teorías erróneas se han encargado de hacernos dependientes de la comida desde niños. Se han encargado de boicotear nuestro sistema de producción de energía y de enfermarnos.

¿Por qué digo esto? Pues porque este proceso de quema de grasa no se dará nunca mientras tengamos la insulina elevada. Es cierto que, en situaciones de ejercicio extenuante y prolongado, como por ejemplo los deportes de resistencia como el ciclismo, nuestro organismo utiliza varios sustratos energéticos a la vez. Sin embargo, la mayoría de la población no se levanta por las mañanas y entrena 4 horas. La mayor parte de la gente se levanta y hace sus tareas cotidianas, su trabajo y, como mucho, ciertos días, acude al gimnasio. Estas personas comiendo 5 veces al día, con carbohidratos en todas las comidas y con la bebida comercial isotónica mientras está entrenando, nunca van a acceder de forma correcta a su tanque de grasa. Mucho menos una persona sedentaria.

Mientras tengamos un aporte de glucosa constante con las recomendaciones de comer 5 veces al día, 5 piezas de fruta al día, pan y carbohidratos en todas las comidas, etc., vamos a estar todo el día subidos a «una montaña rusa del azúcar». Esto desemboca en unos niveles de glucosa en sangre elevados, propiciando a su vez unos niveles altos de INSULINA que inhiben, entre otras circunstancias, la segregación de GLUCAGÓN o la de LIPASA SENSIBLE A HORMONAS (HSL por sus siglas en inglés), indispensables para señalizar el inicio de la lipólisis (quema de grasa). Por tanto, nos impedirán el acceso a nuestras reservas de triglicéridos.

Para entender todo esto, debemos saber que el glucagón es otra hormona segregada por el páncreas. Controla los niveles de azúcar en sangre cuando la insulina está baja. Junto con la mencionada lipasa, se encarga de ordenar a nuestro cuerpo que comience la quema de grasa. Digamos que es la contrapartida de la insulina. Por tanto, si comemos muchas veces y mantenemos la insulina alta, nunca segregaremos glucagón, nunca perderemos grasa ni la utilizaremos como combustible.

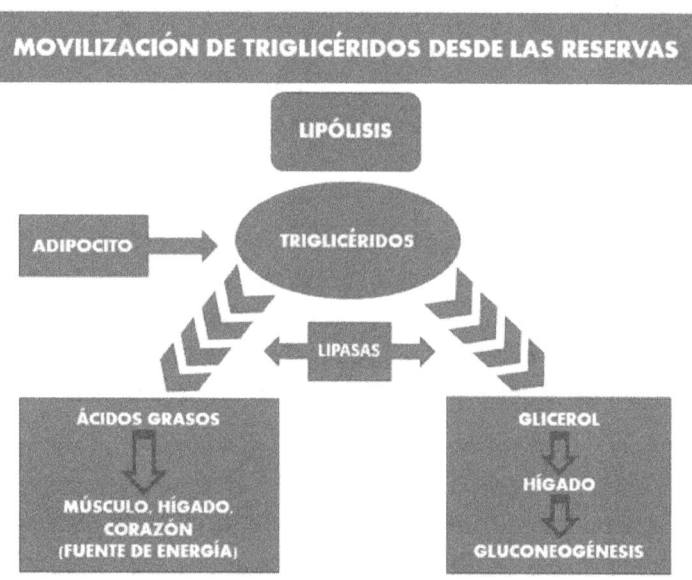

1.4. Proceso de degradación de ácidos grasos o lipólisis.
Elaboración propia.

Aquí aparecen otros dos conceptos clave. Por un lado, el estado anabólico o de crecimiento que se da cuando comemos y almacenamos la energía con la ayuda de la insulina. Por otro lado, el estado catabólico que se da en presencia del glucagón y que justo al contrario de la anterior, descompone y utiliza la energía almacenada. Los procesos son antagónicos, es decir, uno no puede darse junto con el otro. O comes y almacenas, o ayunas y descompones. O insulina o glucagón.

Este es el principal problema de la sociedad de hoy en día, se pasa el día comiendo y picando. Cuando no es un desayuno rico en azúcar, es un café con leche desnatada y azúcar, o un zumo de fruta y la tostada de rigor, o unas cervezas en el vermú... Luego llegan a casa a la hora de la comida sin hambre, comen un poquito, sobre todo alimentos palatables, precocinados y fáciles de comer y al poco tiempo, obviamente, vuelven a tener hambre porque no comieron lo suficiente. Poco tardan en comer la pieza de fruta que tienen en un pedestal, pero esta fruta eleva rápidamente la insulina con su consiguiente caída y nueva aparición de hambre. Vuelven a picar cualquier cosa para poder aguantar hasta la cena, pero como no han hecho más que picotear cada poco tiempo, en la cena vuelve a pasar lo mismo que durante la comida. No tienen suficiente hambre para ingerir comida real de forma suficiente y antes de cenar deben recenar. De nuevo algún yogur, unas galletas, una fruta, un vaso de leche chocolateada... Así se pasan el día con el azúcar y la insulina por las nubes, en la clásica montaña rusa del azúcar que os comentaba, todo el día en estado anabólico y ni un solo minuto en estado catabólico o de quema de grasa. ¿Entendéis ahora el problema de obesidad mundial?

¿Y las cetonas, cuándo aparecen?

Estoy seguro de que habéis oído hablar muchas veces de la cetosis nutricional y de los cuerpos cetónicos, comúnmente llamados cetonas. Aunque suene a enfermedad, nada más lejos de la realidad. No son más que un combustible limpio y óptimo que nuestro cuerpo crea a partir de la grasa almacenada o aportada en los alimentos. La cetosis nutricional, por tanto, es un estado fisiológico natural que se da en el ser humano cuando no comemos, es decir, cuando estamos en el proceso inverso, en el de catabolizar o quemar grasa. Aquel que gasta el combustible almacenado previamente. No confundir con la cetoacidosis, de la cual hablaremos en el capítulo «Aspectos clave», que es una enfermedad y nada tiene que ver, a pesar de que ciertos profesionales se empeñen en mezclar conceptos.

Los cuerpos cetónicos son tres: acetoacetato, beta-hidroxibutirato y acetona. Para entender cómo funciona este mecanismo, os diré que nuestro cuerpo no puede generar cetonas en un estado anabólico o de almacenaje, es decir, comiendo. Sobre todo, comiendo con carbohidratos. Esto es debido a que no puede descomponer la grasa almacenada para crear cuerpos cetónicos si tenemos los niveles de insulina elevados. ¿Recordáis el proceso de quema de grasa? Pues los protagonistas de nuevo son los ácidos grasos que componen los triglicéridos. Parte de estos ácidos grasos que no han acudido a la mitocondria para la obtención de energía se encaminan hacia el hígado, para que este produzca las cetonas en un proceso llamado *cetogénesis*. Una vez tenemos estas cetonas, nuestro cuerpo las degrada para utilizarlas como una increíble y eficiente fuente de energía mediante el proceso llamado *cetólisis*.

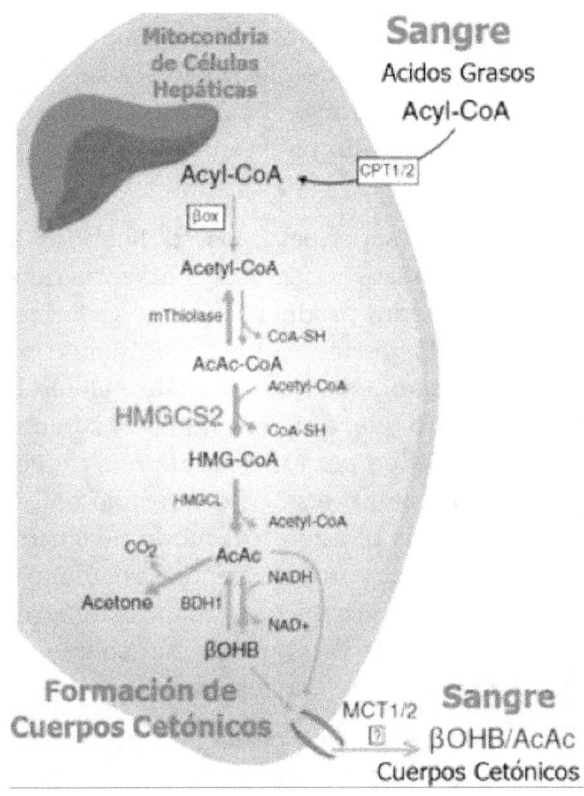

Ilustración 2.4. Formación de cuerpos cetónicos.
«Cell Metabolism», 2017.

Estoy seguro de que os preguntaréis: ¿si ya utilizamos los triglicéridos para obtener glucosa y energía..., para qué quiere nuestro cuerpo crear cuerpos cetónicos? Pues bien, como sabemos, las grasas no son solubles en agua y tampoco pueden atravesar la barrera hematoencefálica para alimentar al «capitán del barco», el cerebro. Por ello, el hígado fabrica estos cuerpos cetónicos a partir de la grasa, que sí son solubles en agua y que pueden alimentar al cerebro en estados de au-

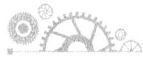

sencia de alimento. Hay ciertas células que requieren glucosa, por eso existe el proceso de gluconeogénesis. Pero hay otras, como las neuronas o incluso el músculo cardiaco, que prefieren la energía estable, limpia y eficiente que les aportan los cuerpos cetónicos.

El mecanismo es perfecto: los triglicéridos se descomponen en ácidos grasos y glicerol, la mayoría de esos ácidos grasos se utilizan para producir energía de forma directa en la mitocondria y los restantes viajan al hígado para convertirse en cuerpos cetónicos que alimentan al cerebro y al sistema nervioso. Pero que, a su vez, también son utilizados por el músculo esquelético para la actividad física. Por otro lado, el glicerol que queda libre se ha convertido en glucosa para ciertas células que la requieren. A modo de curiosidad, el hígado creador de los cuerpos cetónicos es el único órgano que no puede utilizar este combustible. Quizás de forma clave, ya que de lo contrario este combustible nunca llegaría de forma prioritaria al cerebro, sistema nervioso o músculo cardiaco.

Tenemos un mecanismo perfecto pero estropeado por el propio ser humano, boicoteado por un estado de hiperglucemia e hiperinsulinemia constante y típico de las dietas modernas recomendadas por el dogma, que privará siempre al cerebro de este combustible durante prácticamente toda la vida. Por algo el alzhéimer se está empezando a conocer como la diabetes tipo 3.

Como digo, el hígado solo creará cuerpos cetónicos en estados de ayuno o de ejercicio en ayunas a alta intensidad y larga duración. Pero también se puede simular este estado cuando nuestra alimentación no supera, aproximadamente, el 5 % de la ingesta diaria en forma de carbohidratos. Es lo que se conoce como alimentación cetogénica. Es decir, si comemos a base de grasa y proteína animal (pudiéndolo complementar con algún vegetal), experimentaremos de forma constante los beneficios de este combustible que, lamentablemente, hoy en día apenas se llega a experimentar. Si cabe, aún es más triste todo esto porque cuando nacemos, lo hacemos en cetosis y nos mantenemos así durante los primeros compases de nuestra vida. Nacemos con esa cualidad innata de flexibilidad metabólica (capacidad de utilizar cualquier sustrato energético ya sea glucosa o grasa), que empezamos a perder a los pocos años de vida, a medida que nos van metiendo comida azucarada a todas horas, prácticamente con un embudo.

Otra buena pregunta sería: ¿y durante el sueño?, donde la mayoría de gente no ingiere alimentos, ¿tampoco se alcanzará la cetosis nutricional? Pues como os digo, la alimentación moderna con muchas comidas diarias y plagadas de carbohidratos (azúcar) ha privado de flexibilidad metabólica a la inmensa mayoría de las personas. Por tanto, la célula no sabe cambiar de la noche a la mañana el método de obtención de energía. Se requiere paciencia porque obtener energía de la grasa es un proceso más costoso para el organismo y, por tanto, si le ofrecemos alimentos constantemente, nuestro cuerpo no necesitará ingeniárselas descomponiendo grasa, sino que procesará la glucosa fácil que le damos a todas horas. Además, durante el sueño, hoy en día cada vez más escaso, no hay tiempo suficiente para que una persona agote los depósitos de glucógeno.

A modo de ejemplo, supongamos una persona con los hábitos actuales, la cual realiza la cena muy tarde por la noche interrumpiendo los ritmos circadianos. Una cena plagada de azúcar tipo pizza. Se va a dormir haciendo la digestión (que además se ve ralentizada), apenas duerme 6 horas y se levanta

para ir a trabajar. Casi sin despertarse ya está ingiriendo de nuevo un zumo de naranja con los cereales azucarados o la tostada y fruta de turno, es decir, azúcar por doquier. Suponiendo que sus depósitos de glucógeno aproximadamente albergan unas 2000 kilocalorías, es materialmente imposible que queme más de 400 mientras duerme esas 6 horas.

Pero aquí no acaba todo, como os decía, la obtención de energía mediante la grasa es más costosa, la sociedad moderna ha acostumbrado a su organismo al aporte de glucosa constante, cada poco tiempo. ¿Qué pasa si esa persona, por lo que sea, no puede ingerir alimento en un periodo relativamente corto de tiempo?, ¿qué pasa si esa persona, por lo que sea, hace ejercicio prolongado, en ayunas y sin ingerir alimento durante la actividad física? Evidentemente y con todas las probabilidades estaremos ante una hipoglucemia, la clásica «pájara» en términos ciclistas, lo que se denomina comúnmente una bajada de azúcar en toda regla. Hemos acostumbrado a nuestro cuerpo a darle el trabajo «mascado». Hemos boicoteado nuestro sistema energético y no sabemos hacer frente a una situación de escasez porque vivimos en un estado de abundancia permanente. Esta abundancia, la cual somos incapaces de gestionar, nos conduce irremediablemente a la enfermedad.

Hablando de ejercicio físico, los cuerpos cetónicos son un combustible perfecto durante nuestra actividad física, mantiene alta la producción de energía y es un combustible que no crea tantos radicales libres, por tanto, preserva nuestras células de una elevada oxidación que, sin duda, aparece con el consumo elevado de glucosa. Además, al contrario de lo que se pensaba antiguamente, protege al músculo de la degradación. Esta circunstancia desmiente el mito más extendido en el mundo del entrenamiento, que no es otro que el miedo al catabolismo muscular, el pánico que tienen los atletas a perder masa muscular al entrenar en ayunas. Pero, como digo, además de no tener ningún sentido ni lógico ni fisiológico para la especie humana, esto es falso y se ha demostrado en numerosos estudios científicos. Las cetonas protegen la musculatura.

Hay una cuestión que cabe destacar. Durante el proceso de cetoadaptación o recuperación de la flexibilidad metabólica perdida debido a las recomendaciones nutricionales oficiales, puede darse cierta degradación de tejido muscular por la falta de glucosa que aparece de repente en una persona acostumbrada a comer 6 veces al día y con muchos carbohidratos. Cuando un buen día dejamos de comer azúcar a todas horas, las células quedan privadas de glucosa y mientras «recuperan la memoria» para poner en marcha el proceso de descomposición de triglicéridos, tiene lugar una pequeña y momentánea degradación muscular. Es la búsqueda desesperada de glucosa, que el organismo soluciona a partir de un caldo de aminoáciodos. Como os digo, el proceso es momentáneo y simplemente ocurrirá como parte de la readaptación, hasta que la persona en concreto vuelva a ser eficiente obteniendo energía de la grasa y también glucosa endógena a partir de esa molécula de glicerol.

Lo más triste de todo esto son los estudios llevados a cabo por la ciencia para determinar que los deportistas solo optimizarán su rendimiento físico si consumen dietas altas en azúcares. Estos estudios son falsos y están fuertemente sesgados. La mayoría de dicha literatura compara el rendimiento de atletas sin cetoadaptar con atletas que consumen una dieta típica alta en carbohidratos. Lo hacen de esta forma porque

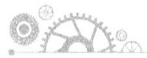

ya sabéis cuáles son las recomendaciones oficiales: el 60 % de la ingesta diaria debe ser carbohidratos. Por tanto y de forma equivocada, nadie contempla la dieta cetogénica o baja en carbohidratos como posibilidad saludable. Si partimos de esta base, quitar a un atleta el combustible de la glucosa que lleva consumiendo en cantidades desproporcionadas desde niño y, además, hacerlo durante un periodo de tiempo muy breve (la mayoría de estudios están hechos con menos de 3 semanas) nos arrojará un resultado en el que, obviamente, los carbohidratos ganan. Pero muy pocos científicos han utilizado atletas cetoadaptados durante periodos de un año o más. Principalmente porque apenas existen. Nadie o muy pocos deportistas de élite quieren perder parte de un año deportivo en ganar estas adaptaciones y, además, sus nutricionistas del dogma nunca lo permitirían.

Que se pierda rendimiento con dietas bajas en carbohidratos es falso, realmente sucede todo lo contrario, entre otras cosas porque seremos capaces de usar eficientemente los dos sustratos energéticos. Que se pierda masa muscular también es falso; el problema es que como todo en la vida las cosas requieren un proceso y todavía con más motivo cuando los hábitos han tirado por la borda nuestra flexibilidad metabólica. Volviendo a nuestros ancestros y antepasados, imaginaos si cada vez que hubiesen salido a buscar comida (obviamente en ayunas), ¡estuviesen perdiendo masa muscular! Esto les hubiese condenado a la extinción definitiva, ya que muchas veces esa búsqueda de alimento quedaba en nada y había que volver a probar suerte más adelante. Si nuestro cuerpo siempre que no hubiese obtenido alimento degradase la musculatura, hubiésemos sido cada vez más débiles, lo que hubiese disminuido radicalmente las probabilidades de supervivencia. Sin duda alguna, nos hubiésemos terminado extinguiendo.

EL ALMACÉN DE AZÚCAR

En el capítulo anterior ya os comentaba que aquellos carbohidratos que comemos en la dieta son los azúcares. Son moléculas de glucosa, fructosa y galactosa. Cuando ingerimos carbohidratos, nuestro cuerpo los procesa y los convierte en glucógeno para almacenarlo, pero también los convierte en grasa en el caso de que nuestros «depósitos de azúcar» estén llenos. Además, es importante saber que su función es puramente energética y nuestro cuerpo usa la glucosa en mayor medida cuando nos ejercitamos. En el momento en el que nos movemos, descomponemos las existencias de este almacén y el glucógeno pasa a ser glucosa para ser utilizada. Como ya hemos comentado, aportan 4 kilocalorías por gramo. La cantidad de energía que proporcionan es inferior a la grasa, con la desventaja de que necesitan más agua para almacenarse.

Aunque la glucosa es un combustible menos eficiente y mucho más contaminante para nuestro cuerpo que la grasa (genera muchísimos más radicales libres que oxidan en mayor proporción nuestras células), es cierto que es el combustible más rápido. Es por tanto el combustible de emergencia, el que se utiliza sobre todo para momentos de nuestra vida que necesiten de una alta y rápida demanda energética. A lo largo de la evolución, hemos tenido que lidiar con muchas situaciones de peligro, escapar, correr, trepar, combatir..., momentos críticos en los que necesitábamos dar el 100 %. Es la glucosa almacenada en estos depósitos la energía que nuestro cuerpo utiliza para poner en marcha esos procesos innatos del ser humano, conocidos como los mecanismos de *«huir y pelear»*.

Importante es saber que si, por ejemplo, debido a una actividad física hemos vaciado nuestros «tanques de glucógeno», como ya sabéis, la gluconeogénesis en el hígado los repondrá sin necesidad de hincharse a azúcar, frutas o pizzas, que, aunque parezca mentira, es lo que está escrito en los temarios oficiales. Que podamos comer un plátano en el norte de España en diciembre ha sido posible únicamente desde hace unos pocos años; y es que cuando en la dieta no había carbohidratos disponibles, por ejemplo en épocas invernales donde las frutas silvestres escaseaban, el propio organismo se encargaba de resintetizar glucógeno a partir de la grasa. Es un mecanismo innato, que hoy en día nos hemos encargado de eliminar.

Cualquiera que sea deportista habrá oído que para rellenar los depósitos de glucógeno ha de comer muchos carbohidratos; cuantos más, mejor. Puede ser la manera más rápida de hacerlo (dejando de lado la salud) si te encuentras disputando el Tour de Francia y necesitas salir al día siguiente de nuevo a tope tras una jornada de 200 kilómetros pedaleando duro. Sin embargo, la sociedad moderna come carbohidratos a diario prácticamente a la misma velocidad que los ciclistas profesionales. ¿Qué significa esto? Además de las mencionadas enfermedades, disfunciones celulares, obesidad y demás, significa que nos cargamos de un plumazo la capacidad innata de resíntesis de glucógeno a partir de otros sustratos. A nuestro organismo se lo estamos dando todo hecho, le estamos ofreciendo cada dos horas combustible de emergencia, y por pura comodidad se limita a utilizarlo olvidando los mecanismos alternativos y más saludables de obtención de energía o de síntesis de glucógeno.

Esta es la razón principal por la cual nuestras centrales energéticas, llamadas mitocondrias, se acaban volviendo disfuncionales. Nuestro cuerpo solo sabe oxidar glucosa porque oxidar grasa es más costoso y le hemos acostumbrado a «la buena vida». Ahora entenderéis por qué hay gente que debe llevar unos caramelos en el bolsillo por si le da el bajón de azúcar paseando por el parque. También me entenderéis cuando digo que el deportista común debe salir recién desayunado y con el maillot repleto de geles de glucosa para comer cada 30 minutos bajo riesgo de hipoglucemia. Vivimos las 24 horas del día con el combustible de emergencia, aquel combustible llamado «huir y pelear». Nos mantenemos todo el día en modo emergencia con las consecuencias que acarrea para nuestra salud.

Glucógeno hepático

Uno de los dos depósitos de glucógeno de nuestro organismo es el hígado. Ahí se almacenan aproximadamente unos 80 gramos, si bien en atletas muy entrenados puede llegar hasta los 100 gramos aproximadamente. El porcentaje de este almacén supone el 10 % de la masa hepática. Este es el reservorio que antes se agota, pues el hígado es el primero que descompone el glucógeno que ha almacenado para mandar glucosa al torrente sanguíneo. Es la primera vía para mantener los niveles de glucemia en sangre y enviarla a todos los órganos o tejidos, incluidos los músculos. Entre otras cosas, porque es el único almacén de glucógeno que puede surtir a cualquier célula de nuestro cuerpo que lo requiera. Una vez agotado todo el glucógeno hepático, si el hígado no recibe más carbohidratos, iniciará el conocido proceso de gluconeogénesis para crear nueva glucosa a través de otros sustratos no glucídicos. Dando lugar a la cetogénesis. Es por ello por lo que, si comemos muchas veces al día y además no realizamos ejercicio físico, nunca conseguiremos oxidar la grasa corporal almacenada. Digamos que sucederá justo lo contrario, nuestro cuerpo se encontrará constantemente en proceso anabólico o de almacenaje y nunca llegaremos a catabolizar ni el glucógeno ni la grasa. Las células están desbordadas de glucosa, el depósito de nuestro hígado siempre repleto y, aun así, seguimos comiendo. ¿Qué sucede? No queda más remedio que crear grasa nueva para almacenar todo lo que comemos, proceso conocido como «lipogénesis de novo». Es de nuevo el hígado, y también el tejido adiposo, el que convierte en triglicéridos todos los carbohidratos que no paran de llegar. Una vez convertidos en estos triglicéridos, van directos a nuestros «michelines» y, lo que es peor, se empiezan a acumular en forma de grasa visceral alrededor de nuestros órganos vitales reproduciendo la clásica barriga protuberante y dura que luce una gran parte de población. Un desastre para nuestra salud que da paso al famoso síndrome metabólico desembocando en enfermedades cardiovasculares, diabetes, hipertriglicemia, obesidad, gota o cáncer.

Sé que poco tiene que ver el depósito de glucógeno hepático con toda esta cascada de patologías modernas, pero es clave para comprender este proceso, ya que es el hígado el principal protagonista de la creación de grasa debido al exceso de carbohidratos. La síntesis de triglicéridos también ocurre en el tejido adiposo con parte de la grasa dietética que comemos, pero estos se degradan y utilizan en nuestro día a día siempre y cuando no se dé un estado de hiperglucemia e hiperinsulinemia. Es por ello por lo que siempre son el exceso de carbohidratos y los altos niveles de glucosa en sangre los que provocan una acumulación de citrato en la célula que impide a nuestro cuerpo quemar las reservas de grasa, puesto que se encuentra muy ocupado quemando azúcar y no tiene tiempo ni ganas de oxidar grasa.

Glucógeno muscular

El depósito de glucógeno del músculo esquelético es el principal almacén de nuestro cuerpo. Puede llegar a albergar hasta 600 gramos aproximadamente para atletas muy entrenados. Este reservorio siempre será inferior en personas que no sean deportistas. Este glucógeno se encuentra albergado en un tipo de cápsulas celulares en diferentes zonas del propio tejido (subsarcolemal, intramiofibrilar e intermiofibrilar) para utilizarse en diferentes procesos.

Conviene recordar que los 600 gramos de glucógeno (en atletas), una vez se descomponen en glucosa y los multiplicamos por 4 kilocalorías de energía que puede aportar cada gramo, tendremos 2400 kilocalorías aproximadamente. Como ya vimos, insuficiente para pasar si quiera un día entero. ¿Os dais cuenta de cómo no es lógico que a día de hoy se empeñen en recomendarnos comer cinco veces diarias? Ningún sentido fisiológico tiene depender de unos depósitos tan limitados. Son para lo que son: energía rápida para momentos clave.

La peculiaridad del glucógeno muscular es que no puede utilizarse para enviar glucosa a otros tejidos que la necesiten. Así como el hígado sí puede enviarla a diferentes órganos incluidos los propios músculos, los depósitos musculares solo se surten de glucosa a ellos mismos. Ciertamente tiene mucho sentido, ya que como decimos la glucosa es el combustible de emergencia utilizado para «correr, pelear y huir», si lo tenemos en el músculo guardado «sin poder salir», nos aseguramos de que, ante un peligro, vamos a poder salir corriendo con todas nuestras armas. Para el resto de células que requieran glucosa, tenemos a nuestro hígado fabricándola a partir del glicerol como ya sabéis. Todo está perfectamente diseñado.

La sensación de bajón o de necesidad de azúcar cada poco tiempo no es más que un problema de salud, a veces es psicológico, pero otras veces la hipoglucemia es real. ¿Qué sentido tiene estar continuamente comiendo azúcar para mantenernos vivos?: ninguno, estaríamos saboteando nuestro sistema de producción de energía, nuestras células se acostumbrarán a lo fácil, dejaremos de oxidar grasa, dependeremos exclusivamente del combustible de emergencia para situaciones como estar sentados en casa, las mitocondrias se volverán disfuncionales, aparecerá la cascada de enfermedades del síndrome metabólico y a la larga aparecerán con mayor probabilidad otras enfermedades muy serias como la inflamación crónica, la hipertensión arterial, el cáncer o el alzhéimer.

Otros depósitos de glucógeno

Conviene nombrar otros pequeños depósitos de glucógeno del organismo cuya capacidad es mínima, pero que también cumplen ciertas funciones importantes. Tenemos el cerebro, concretamente en los astrocitos. Tenemos los riñones y tenemos el glucógeno circulante en la sangre (glucemia) con unos 4 o 5 gramos en total. Como veis, depósitos muy pequeños todos ellos.

ENTONCES, ¿HEMOS COMPRENDIDO LO QUE ES UN ALMACÉN?

Un almacén es lo que la propia palabra indica: *lugar donde se guardan o almacenan cosas*. Siguiendo con esta idea me gustaría plantearos una cuestión: ¿por qué las recomendaciones oficiales se empeñan en recomendar un desayuno a base de combustible de emergencia nada más levantarse de la cama?, ¿por qué se empeñan en recomendarlo justo antes de hacer deporte? Es algo totalmente antinatural, sin embargo, llegados a este punto, ya sabéis que cuando comemos y una vez hayamos hecho la digestión, la comida se empaqueta en cada uno de los almacenes de los que hemos hablado en este capítulo. A no ser que nos encontremos durante una actividad física intensa, donde podría suceder lo siguiente:

- Que durante esa actividad vigorosa, nos llevemos a la boca algún tipo de alimento compuesto 100 % por glucosa, la cual podría utilizarse por nuestros músculos en el mismo instante en el que pase a la sangre.

- Que el alimento contenga otros glúcidos como la fructosa, la cual al digerirse viaja directamente al hígado para reponer el glucógeno hepático y si la actividad continúa, será enviada casi instantáneamente a los músculos involucrados en la actividad.

- Que el alimento que tomamos en pleno esfuerzo sea un lípido de fácil asimilación como los suplementos de aceite MCT (triglicéridos de cadena media), que pasan también rápidamente al hígado para la producción de cetonas que se usarán también como combustible. La digestión del resto de las grasas es más costosa, y aunque podrían utilizarse parte de ácidos grasos ingeridos de forma rápida no sería ni tan inmediata ni tan eficiente.

- Que el alimento sea de origen proteico, pero de igual forma, de rápida asimilación como los aminoácidos. Al ser proteínas que realmente están ya «digeridas», también se usan rápidamente durante la actividad.

Como podéis ver, si no nos encontramos inmersos en una actividad física, la comida que ingerimos debe ser procesada y almacenada para ser utilizada con posterioridad. Todos estos procesos de digestión, asimilación y almacenaje de nutrientes tienen un coste fisiológico y energético e interfieren en el rendimiento, en la atención y el foco cognitivo, entorno hormonal, etc.

Vamos a plantearnos de nuevo, una vez leído esto, las preguntas que nos hacíamos justo al principio de este apartado:

1. ¿Qué sentido tiene un desayuno alto en carbohidratos nada más levantarse de la cama? Si hemos cenado y seguidamente hemos descansado durante la noche, los nutrientes se han empaquetado en el organismo listos para ser utilizados durante la actividad de la mañana siguiente. ¿Qué sentido tiene desayunar azúcar? Ninguno. El proceso que sigue en este caso ya lo conocéis, con el glucógeno intacto y sin actividad física de por medio, una nueva carga de glucosa va a ir directamente a los «michelines». Elevar bruscamente los niveles de azúcar en sangre a su vez provoca una rápida segregación de insulina para retirar de la sangre la glucosa y evitar la hiperglucemia. Como las células ya están desbordadas de glucosa, como os decía, el desayuno va directamente a la reserva de grasa. Pero, además, esta brusca aparición de glucosa y de insulina generará una hipoglucemia reactiva, que puede ser más o menos potente, pero con el mismo resultado: caída de glucosa en sangre en nuestro torrente sanguíneo, sensación de cansancio y hambre a las pocas horas. Esto significa salir a almorzar cualquier *snack* rápido y continuar con «la montaña rusa del azúcar» que habíamos iniciado con el desayuno.

2. La segunda pregunta que planteaba era: ¿por qué se empeñan en recomendar un desayuno justo antes de hacer deporte? Hoy en día eres poco menos que un loco si aconsejas a alguien entrenar con el estómago vacío. Todo el mundo pensará que estás mandando a esa persona a un fracaso total, ya que piensan que «no va a tener energía». Pues nada más lejos de la realidad... Una persona con los depósitos llenos debe ser capaz de rendir, de hecho, fisiológicamente es lo normal. Simplemente porque si desayunamos justo antes de entrenar, a no ser que sea con un tiempo suficiente que nos permita llevar a cabo los procesos digestivos, estaremos comprometiendo nuestro rendimiento por el simple hecho de encontrarnos inmersos en la mencionada digestión y almacenamiento. La sangre que debería estar a disposición de nuestra musculatura para aprovisionarla de nutrientes, con toda la eficiencia posible, se encuentra erróneamente en el tracto digestivo, consumiendo recursos cuando no toca. Pensad que una comida o en este caso desayuno común (dependiendo de su contundencia) suele requerir entre 4 y 8 horas de proceso digestivo. Es cierto que hay alimentos estratégicos que pueden ser utilizados por deportistas, que son altamente asimilables y no requieren ese tiempo, pero estamos hablando de una ínfima parte de la gente común que practica deporte, pues la mayoría entiende por un desayuno previo a sus tostadas con aguacate, su cuenco de avena con leche, etc. Aquí entra en juego el tema de los detectores de nutrientes, y es que comemos o gastamos, anabolizamos o catabolizamos, activa-

mos la ruta mTOR o AMPK. No podemos pretender crecer sin antes haber destruido. Explicaré esto un poco más adelante.

3. La tercera cuestión que se os viene a la mente a más de uno: ¿y si no desayuno tendré energía? Como os vengo contando a lo largo de todo el libro, una persona que ha pasado su vida desde niño desayunado cereales chocolateados, almorzando bollería y batido de chocolate, comiendo arroz o pasta, merendando zumo de frutas y bocadillo, para acabar cenando empanadillas o pizza..., obviamente si de golpe un día, a una edad adulta decide salir a correr en ayunas, pues sufrirá una hipoglucemia. Sus células no saben extraer la energía suficiente si no se la damos mascada. Pero este no es el diseño humano, este es el sabotaje promovido por las recomendaciones.

Resumiendo, la comida almacenada tiene su función. De la misma forma que cualquier almacén se llena para tener provisiones que gastar poco a poco, tampoco echamos más gasolina al depósito de nuestro coche cuando está lleno ni viajamos enganchados al surtidor de gasolina, sino que repostamos y tenemos autonomía suficiente para movernos... El cuerpo humano es similar, almacena energía para gastarla y tener autonomía hasta poder volver a comer. Si lo correcto fuese hacer 5 comidas frecuentes y escasas, no tendría sentido todo esto que os estoy contando. No tendría sentido el almacén de grasa, ni los de glucógeno, ni nada por el estilo. Estaríamos continuamente enganchados a la glucosa sin necesidad de tener que guardar grasa. Supongo que ahora os estáis dando cuenta del porqué de la epidemia de obesidad...

No hay más que salir a pasear por la calle, para ver a la inmensa mayoría de personas conectadas al surtidor, paseando y a la vez comiendo pipas, chucherías, refrescos, helados..., sea la hora que sea hay colas en las churrerías (tampoco culpo a los churreros, es otra forma de ganarse la vida). Se encuentran consumiendo glucosa de forma continua, cual coche que lleva un surtidor conectado aun cuando está parado en el garaje, con la diferencia de que el cuerpo humano es sabio y la energía sobrante no rebosa, sino que la guarda en forma de grasa por si en el futuro viene una época de penurias y de escasez, escrita en nuestros genes desde hace millones de años. Escasez que, sin embargo, nunca llega, por eso a cambio llega la epidemia de enfermedades ligadas a este comportamiento y amparado de alguna forma por numerosos profesionales de la salud que son incapaces de romper con el dogma y recapacitar sobre todo esto.

DETECTORES DE NUTRIENTES

Ya conocemos las formas de almacenamiento de la energía que proviene de los alimentos, también conocemos cómo y cuándo utilizamos cada combustible. Vamos a ver ahora cuáles son los «interruptores» que indican a nuestro cuerpo la ruta que debe seguir. Os hablaba anteriormente de la ruta AMPK y la ruta mTOR, de catabolizar o anabolizar; pues bien, vamos a comentar de forma sencilla ambas situaciones que pueden y deben darse en el organismo.

Vía AMPK

Es un complejo enzimático presente en todas las células de nuestro cuerpo que principalmente se activa con el ayuno o el ejercicio. Su nombre completo es **proteína cinasa activada**

por AMP. Recordaréis que cuando comíamos, almacenábamos energía que se liberaba en forma de ATP (adenosín trifosfato) para ser utilizada por nuestras células; pues bien, como si de una batería se tratase, cuando el ATP usa la batería se descarga y el ATP se convierte en ADP (adenosín difosfato). Llegados a este punto, la vía catabólica de nuestro cuerpo empieza a degradar reservas para restaurar este ADP en ATP de nuevo. Sin embargo, cuando la resíntesis es insuficiente debido al aumento de la demanda energética (ayuno, ejercicio), el ADP se convierte en AMP (adenosín monofosfato), que es la que terminará por activar, gracias a la acción de la adenilato kinasa, la vía AMPK. Por esta razón, esta vía se activa cuando nos encontramos en una situación de baja energía.

¿Por qué es importante AMPK? Hay muchos procesos clave en la salud humana que tienen que ver con los momentos en los que nos encontramos en escasez de energía y que nunca podremos beneficiarnos si estamos todo el día comiendo, «Todo el día en un pienso» como dicen en mi tierra. Cuando nosotros nos enfrentamos a una situación de alta demanda energética como puede ser un periodo de ayuno, AMPK se activa y estimula la producción de nuevas mitocondrias (centrales energéticas celulares), de este modo aumentamos la capacidad para quemar grasa, somos más eficientes energéticamente hablando, mejores en cuanto a rendimiento deportivo y estamos mucho más sanos. Además, esta vía incrementa los procesos de reciclaje celular y autolimpieza llamados **autofagia, mitofagia o apoptosis**.

Como podéis comprobar, activar esta ruta es de vital importancia para nuestra salud, tenemos los ejemplos de ciertos medicamentos o suplementos cuya misión es activar AMPK simulando un estado de energía bajo como, por ejemplo, la metformina (usado para pacientes diabéticos), el resveratrol, la berberina o la capsaicina entre otros.

Vía mTOR

Aunque los primeros descubrimientos sobre la rapamicina fueron anteriores, no fue hasta 1994 cuando unos científicos descubrieron esta proteína que llamaron *diana de rapamicina en células de mamífero,* por sus siglas mTOR.

Si hablábamos de un detector de baja energía en la ruta anterior, ahora tenemos la contrapartida, la vía de señalización del crecimiento y la proliferación celular. Cuando se activa esta vía se inicia la síntesis proteica, la síntesis de ARN y ADN, pero también se inhiben los procesos de autofagia o apoptosis. Esta ruta anabólica se activa cuando comemos proteínas a partir del aminoácido Leucina y carbohidratos a través de otro detector de nutrientes importantísimo como es la **insulina,** señalizando la ruta PI3K, la **IGF-1** (factor de crecimiento) o la **GH** (hormona de crecimiento). Digamos que mTOR evalúa a modo de centralita la presencia de otros nutrientes disponibles como la glucosa o el oxígeno, para determinar si debe proseguir con la síntesis de proteínas y el mencionado crecimiento. Por esta razón, es necesaria cierta cantidad de Leucina para activar al 100 % esta vía.

Cabe destacar que el crecimiento celular está muy unido a la enfermedad del cáncer. Esta enfermedad tan temida por todo el mundo se caracteriza por un crecimiento celular rápido y descontrolado; precisamente por ello, las células cancerígenas activan mTOR. Cuando crecemos, se crean nuevas proteínas a partir de la información genética que tenemos en nuestro ADN. Estas copias normalmente no dan lugar a error, pero es posible que cuantas más copias se realicen, más probabilidades existan de dar lugar a error o mutación. Por ello, activar continuamente la vía de crecimiento comiendo 5 veces al día es un claro ejemplo de un aumento del riesgo. Aquí hay un dato curioso, generalmente cuando se produce un cáncer en una persona joven, la virulencia del mismo suele ser mucho mayor que cuando la misma enfermedad aparece en una persona mayor. Esta situación responde claramente a que una persona joven segrega muchísima más cantidad de GH y de IGF-1 que una persona anciana, por tanto, la señalización de crecimiento a partir de estos factores se verá mucho más mermada en la segunda.

Otro dato curioso es que la activación de mTOR a partir de las proteínas (leucina) se produce en mayor medida en el músculo, más aún cuando favorecemos la sensibilización mediante el ejercicio para favorecer el crecimiento muscular. Por ello, es importante no tener miedo al consumo de proteínas siempre mediante comida real y no a través de suplementos formulados con dosis elevadas de leucina pura, que podría provocar efectos diferentes de crecimiento.

¿Por qué le llaman diana de la rapamicina? Precisamente porque la rapamicina (un fármaco inmunosupresor) inhibe mTOR, inhibe el crecimiento celular y también el cáncer. De ahí que sea la diana de la rapamicina. Este fármaco se prescribía cuando se practicaba un trasplante porque al ser un inmunosupresor, evitaba que el sistema inmune del paciente rechazara el órgano extraño. Lo más curioso de todo es que inhibe el sistema inmune que en teoría debe ser el encargado de luchar contra las células cancerígenas, pero también inhibe el cáncer. Aunque parezca una contradicción, no lo es, ya que, aunque el paciente quede inmunodeprimido, se detiene mTOR y por tanto se detiene la proliferación celular y el cáncer no se replica. Sin duda, este descubrimiento fue un avance sin precedentes que a día de hoy se sigue investigando.

Insulina

Me gusta incluir la hormona almacenadora por excelencia dentro de los detectores de nutrientes, porque sencillamente es considerada como uno más.

La insulina es una hormona polipeptídica que se sintetiza en las células-β del páncreas, concretamente en los islotes de Langerhans. Está regulada principalmente por los niveles de glucosa en sangre, es decir, su secreción en mayor o menor cantidad dependerá casi en exclusiva de la ingesta de comida; sobre todo de los carbohidratos y del índice glucémico (IG) de estos. Digo que es casi en exclusividad porque también existe secreción de insulina cuando nuestro cuerpo produce glucosa endógena, ya sea por acción del cortisol o debido a un esfuerzo físico. Hay que tener en cuenta que, en estas circunstancias, los requerimientos de insulina son mucho menores debido a la alta sensibilidad del músculo durante el ejercicio.

La función primaria de la insulina es reducir la concentración de glucosa en sangre (glucemia) promoviendo su transporte al interior de las células, pero solo actúa de esta forma sobre el **tejido adiposo** (adipocitos), sobre el **músculo** (fibras musculares o miocitos) y en el **corazón** (fibras cardiacas). Para ello, activa el transportador de glucosa **GLUT4**, que únicamente se encuentra en la membrana plasmática de esas células.

Todas las células tienen transportadores específicos de glucosa para acelerar el tránsito de esta a través de sus membranas. Se conocen hasta doce transportadores diferentes de glucosa para todos, pero **la insulina únicamente activa el GLUT4**. Es completamente erróneo, por tanto, que la insulina sea una hormona necesaria para el uso de glucosa por todas y cada una de las células. En la ilustración 3.4. podéis ver resaltada esta peculiaridad.

Transportador	Localización (Tejido)
GLUT 1	Todos los tejidos
GLUT 2	Hígado, islotes pancreáticos
GLUT 3	Cerebro
GLUT 4 (activado por insulina)	**Músculo, corazón, adiposo**
GLUT 5,	Intestino, testículos, riñón, eritrocitos
GLUT 6, GLUT 9	Bazo, leucocitos, cerebro
GLUT 7	Hígado
GLUT 8, GLUT X1	Testículos, cerebro
GLUT 9, GLUT X	Hígado, riñón
GLUT 10	Hígado, páncreas
GLUT 11, GLUT 10	Corazón, músculo
GLUT 12, GLUT 8	Corazón, próstata
Pseudogén GLUT 6	Inactivo

Ilustración 3.4. Glucose transporter proteins in brain. FASEB Journal, 8, 1003-1011.

Además de su papel en la regulación del metabolismo de la glucosa, la insulina también estimula la lipogénesis (creación de grasa nueva), disminuye la lipólisis (quema de grasa), incrementa el transporte de aminoácidos a la célula, modula la transcripción alterando el contenido celular de numerosos ARNm, estimula el crecimiento, la síntesis de ADN y la replicación celular entre otros.

Quizás al ver la ilustración anterior os preguntéis: ¿por qué la insulina activa únicamente la entrada de glucosa en las células musculares, corazón y tejido adiposo? Porque la insulina es una hormona hipoglucemiante y como tal debe retirar de la sangre el exceso de glucosa. ¿Cuál es la mejor opción para retirar rápido ese exceso? Pues hacer llegar glucosa a las células que más cantidad puedan demandar por ser buenas consumidoras. Estas son, por un lado, músculo y corazón (como parte energética), y por el otro, tejido adiposo (para convertirla en grasa y almacenarla). Esta situación no significa que estas células necesiten una sobrecarga de glucosa continuamente, todo lo contrario, simplemente es la manera más sensata y evolutiva de dar una salida útil a la entrada de combustible de emergencia.

El mecanismo perfecto de supervivencia del ser humano del que os estoy hablando en este libro se ve de nuevo reflejado con la acción de la insulina: cuando hay abundancia de carbohidratos, el organismo nutre los órganos más energéticos y guarda el resto en forma de grasa para la futura escasez. Escasez que hoy en día no llega, pero que está escrita a fuego en nuestros genes.

HORMONAS HIPERGLUCÉMICAS

Ahora que ya conocemos la hormona que se encarga de contrarrestar los altos niveles de glucosa en sangre, os mostraré las principales hormonas cuya función es justamente la contraria, es decir, aquellas cuya misión es elevar los niveles de glucosa de forma endógena para dar respuesta a situaciones de estrés.

Hemos hablado con anterioridad de estas hormonas que facilitan nuestro estado de excitación necesario para salir airosos de situaciones complicadas: el famoso «huir o pelear». En su justa medida, el estrés (sobre todo físico) es parte de nuestra vida, incluso son estímulos necesarios para romper el estado de confort y equilibrio. Para lidiar con ello, el ser huma-

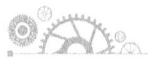

no ha de tener mecanismos innatos que puedan activar todas las alarmas y utilizar todos los recursos. Como digo, estos estímulos son necesarios, sin embargo, hoy en día el estrés no es físico, es sedentario y se ha vuelto crónico por todas las situaciones típicas de la vida moderna: llevar a los niños al colegio, llegar a tiempo al trabajo, discutir con el jefe, manejar la presión laboral, comer deprisa y mal, volver a por los niños, cenar tarde y mal, dormir poco... Todas estas situaciones generan mucho estrés, pero desgraciadamente nada tiene que ver con el estrés con el que nos hemos forjado.

La respuesta hormonal que tenemos diseñada para afrontar las situaciones de huir o pelear tiene que ver con una elevación de azúcar en sangre necesaria para escapar a toda velocidad del peligro inminente. Para ello necesitamos que el combustible de emergencia almacenado se convierta en glucosa en sangre, para que nuestros músculos la utilicen y podamos salvar el problema lo mejor y lo más rápido posible. Sin embargo, volviendo al estrés que nos crea el atasco en el coche o la discusión con un cliente; nuestro cuerpo se siente amenazado y, automáticamente, de forma innata, descompone ese glucógeno para aumentar la glucosa, eleva la temperatura corporal, las pulsaciones a las que el corazón bombea sangre, eleva la tensión arterial para que esa sangre fluya rápido... ¿Quién no recuerda ese momento de apuro donde de repente se nos acelera el pulso, sentimos calor y presión en la cabeza? Todos estos mecanismos van a ser en vano porque nuestra situación moderna no se resuelve con una carrera a esprint, tampoco trepando a lo alto de un árbol con toda nuestra energía. Nuestro momento de estrés se queda en un disgusto, un dolor de cabeza debido a dicha presión sanguínea y una nueva creación de grasa a partir de toda esa glucosa multiplicada en sangre que va a parar a nuestros adipocitos al no utilizarla.

Todo esto repetido una y otra vez al cabo del día y durante todos los días va a convertirse en un problema grave y una amenaza para nuestra salud. Es como si utilizásemos toda nuestra fuerza física para solucionar un problema de cálculo mental. Hemos preparado a nuestro cuerpo con todos los recursos posibles para solucionar una circunstancia que nada tiene que ver con ello.

En la ilustración 4.4 se puede comprobar, de forma real, cómo una situación de estrés emocional puede provocar una elevación de la glucemia superior incluso que una comida principal. ¿Imagináis estar todo el día con una montaña rusa de emociones? Quedaría plasmada en la curva, pero también acabaría plasmándose en la salud. Los datos continuos de glucosa en sangre están obtenidos gracias a los biosensores que utilizo para todos y cada uno de los estudios y trabajos que realizo tanto con deportistas como personales.

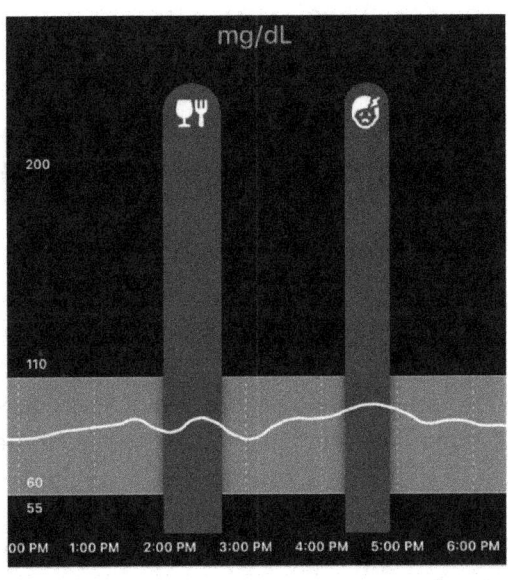

Ilustración 4.4. Niveles de glucosa continua durante dos situaciones comunes: una comida y una situación de estrés. Trabajo experimental de elaboración propia.

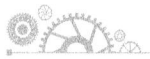

Glucagón

Es una de las principales hormonas hiperglucemiantes. Se trata de una hormona antagónica a la insulina por su efecto glucostático (la insulina inhibe la secreción de glucagón). Es segregada por el páncreas cuando los niveles de glucemia en sangre son bajos, por ello el glucagón actúa directamente sobre el hígado estimulándolo para generar glucosa nueva a partir del glucógeno almacenado y mantener unos niveles necesarios de azúcar en sangre.

También es importante saber que esta hormona participa en la gluconeogénesis y estimula la lipólisis, por eso suprimir continuamente la secreción de glucagón realizando numerosas comidas diarias impide la quema óptima de grasa.

Catecolaminas

Se trata de un conjunto de neurotransmisores entre los que destacan la **adrenalina**, la **noradrenalina** y la **dopamina**. Su formación se lleva a cabo a partir de la tirosina, un aminoácido presente en los alimentos ricos en proteínas. Todas ellas se forman en las glándulas suprarrenales y son fundamentales para numerosos procesos cognitivos, de aprendizaje, de memoria, endocrinos o motores.

La dopamina es el más básico, tanto noradrenalina como adrenalina se producen a partir de la dopamina. Cuando se encuentra en el cerebro, lleva a cabo funciones neurotransmisoras entre neuronas y sus niveles suelen asociarse con las conductas de refuerzo o recompensa. Por eso se dice que cuando obtenemos una recompensa aumentan nuestros niveles de dopamina. Cuando se encuentra en la sangre, actúa como un mensajero químico aumentando la vasodilatación o la inhibición del sistema digestivo entre otras. Nos prepara para la acción.

La adrenalina y noradrenalina son las llamadas hormonas del estrés (huir y pelear), ya que cuando actúan fuera del sistema nervioso lo hacen como hormonas y no como neurotransmisores. Participan en la elevación de la frecuencia cardiaca, la frecuencia respiratoria y la elevación del consumo de recursos endógenos, cuya activación es necesaria para hacer frente a estas situaciones de estrés, para el ejercicio físico, hacer frente a la exposición al frío o al calor, como reguladores de la glucosa o el oxígeno en sangre. Además, la noradrenalina también participa en funciones de concentración, vigilia, foco cognitivo o elevación de la presión arterial de la que hablábamos anteriormente con las situaciones estresantes.

La reducción de niveles de noradrenalina se suele asociar a diversas alteraciones en el aprendizaje o en la consolidación de recuerdos a largo plazo. Esta función se debe probablemente al control de la actividad neuronal por parte de la noradrenalina en regiones del cerebro implicadas en el aprendizaje, como la amígdala.

Cortisol

Es la conocida como «hormona de estrés», es una hormona esteroidea o glucocorticoide muy potente. Se produce en la capa fascicular de la corteza de la glándula suprarrenal. Se libera como respuesta a cualquier tipo de estrés y también a un nivel bajo de glucosa en la sangre.

De la misma forma que las anteriores hormonas hiperglucémicas, el cortisol moviliza las reservas para obtener glucosa a partir de ellas y prepararnos para escapar de un peligro. Hasta aquí todo bien, todo en consonancia con nuestro diseño, pero ¿recordáis las situaciones de estrés del mundo moderno que hemos comentado con anterioridad? Pues como siempre, tenemos la clave en el contexto o situación en la que esta hormona junto a las demás contribuye a la elevación de la glucosa en sangre. El estrés crónico actual hace que un mecanismo favorable, beneficioso y vital para nuestra supervivencia se vuelva totalmente en nuestra y aumente las probabilidades de enfermedad.

Durante el «efecto alba», que tiene lugar en el ser humano cuyos ritmos circadianos sean correctos, cuando se acerca el amanecer de cada día, el cortisol hace acto de presencia para provocar un aumento de glucosa en la sangre. Obviamente nuestro cuerpo es sabio y al igual que un reloj despertador, sabe que nos queda poco tiempo para iniciar nuestra jornada y debe movilizar recursos para que podamos tener energía endógena (sin necesidad de ingerir un desayuno azucarado). ¿Veis como el diseño humano va por delante de los temarios oficiales y de las recomendaciones de la industria? El hecho de desayunar productos insanos nada más despertar es algo que además provoca un trampolín para el nivel de azúcar en sangre, naturalmente elevado por esta hormona, con lo cual el problema se agrava.

Pero volvemos a lo de siempre, la industria alimentaria no saca rédito si cada uno de nosotros utilizásemos nuestras maravillosas hormonas para movilizar los recursos propios; porque no venderían ni una galleta. Les interesa que comas azúcar al levantarte, para que la insulina entre en juego, neutralice el elevado pico de glucemia y al poco tiempo tengamos de nuevo hambre y debamos parar a almorzar. Nos subimos a la montaña rusa del azúcar, te suena, ¿verdad?

¿Cómo puede ser que algo tan vital como el mecanismo del cortisol se convierta en un arma peligrosa para nosotros? Como siempre, el contexto es la clave. Pensemos que si al levantarnos realizásemos la actividad física que nuestros genes esperan, estaríamos en disposición de utilizar esos recursos que nuestro organismo se ha encargado de «poner en el asador» y gastarlos con nuestro esfuerzo. Nada más lejos de la realidad, todos los esfuerzos realizados son en vano, pues nuestro sedentarismo se encarga de llamar a la amiga insulina para que se lleve a toda esa energía de camino a los adipocitos. Toda esa energía proveniente de nuestro glucógeno almacenado es retirada y se almacena, pero en esta ocasión en forma de grasa. Seguro que habías oído aquello de que el estrés engorda, ¿verdad? Pues aquí está la respuesta.

Además, tal y como pasaba con las otras hormonas hiperglucemiantes, el cortisol elevado de forma crónica por el estrés continuo acaba convirtiéndose en hipertensión. Uno de los problemas más graves para la salud de la población actual. Luego le echan la culpa al colesterol, claro.

A continuación, os muestro dos ilustraciones más de mis trabajos de experimentación. En ellas se aprecia toda la acción hormonal que acaba provocando elevaciones glucémicas realmente importantes. Tan potentes que quizás les resulten increíbles, ya que, sin duda, en la mayoría de ocasiones, sobreestimamos el poder de nuestro propio cuerpo.

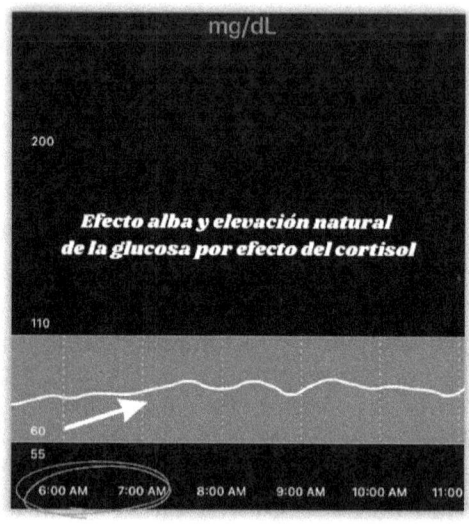

Ilustración 5.4. Elevación de la glucosa al amanecer vía cortisol (efecto alba). Trabajo experimental de elaboración propia.

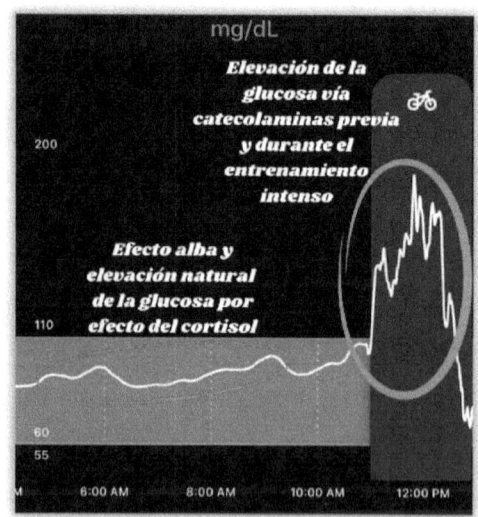

Ilustración 6.4. Elevación de la glucosa al amanecer y durante la mañana vía cortisol, junto con fuerte elevación glucémica por ejercicio físico intenso vía catecolaminas. Trabajo experimental de elaboración propia.

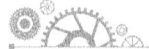

CAPÍTULO 5.
HÁBITOS MODERNOS NEFASTOS

A lo largo de todo el libro hemos ido viendo muchas cosas que el ser humano moderno hace mal desde que se levanta hasta que se acuesta. Pero, si os parece, en este capítulo vamos explicar todas y cada una de ellas de forma detallada.

DESAYUNO AZUCARADO, EL INICIO

Desde niños, nos obligaban a desayunar casi a la fuerza. La mayoría de nosotros no teníamos hambre al levantarnos de la cama, solo queríamos dormir un poco más. Obviamente la industria no es tonta y empezó a crear desayunos cada vez más ultraprocesados e hiperpalatables. ¿Por qué? Pues porque todo el mundo intuye que nada más despertar de un profundo sueño, a nadie le apetece comer un par de filetes con verduras. Mucho menos a un niño, que con el metabolismo sano y todavía sin sabotear es incapaz de comer nada con hambre real al despertar. Pero para eso se creó la horrorosa pirámide nutricional, llena de azúcar en su base. Resulta que el combustible de emergencia, ese que a lo largo de nuestra historia tan solo estaba disponible en los árboles silvestres durante la época estival, iba a ser la base de nuestra alimentación. ¡Increíble pero cierto!

Nos decían que el desayuno era la comida más importante,

que si no desayunábamos, no tendríamos energía. Empezaron a aparecer los cereales azucarados, los panes de molde, las papillas de frutas, los zumos, la bollería industrial, etc. Un sinfín de porquerías destinadas a estropear nuestro sistema hormonal desde bien pequeños. Los temarios oficiales de nutrición, bien redactados por aquellos a los que les interesaba mantener todo este esperpento, no tuvieron en cuenta el diseño ni la historia de la evolución humana. Ante tanta cantidad de azúcar (ya sabéis lo de la montaña rusa y el hambre cada pocas horas) creaban auténticos glucodependientes. Los niños poco a poco crecen envueltos en azúcar: desayunan azúcar, a media mañana azúcar, para comer azúcar, meriendan azúcar y cenan azúcar. ¿Todavía crees que exagero? Vamos a comprobarlo; desayuno a base de bollería o cereales y zumo (azúcar), el almuerzo tipo suele ser bollería y batido de chocolate o zumo de frutas (azúcar), llegamos a la comida y no le vayan a dar pescado porque no lo come muy bien, mejor le ponemos un trozo de pollo con patatas fritas o macarrones (azúcar), en la merienda tenemos más bollería o pan de molde con crema de cacao, además de las chucherías o gominolas pertinentes (azúcar). ¿Y la cena? Pues qué feliz es el niño si cenamos una pizza, ¿no? (Azúcar).

Sin quererlo, con el paso de los años hemos creado una persona totalmente dependiente del azúcar para todo. Un niño que nace en cetosis, que goza de un sistema hormonal perfecto y una flexibilidad metabólica óptima acaba convirtiéndose, con el paso de los años, en una persona enferma, y tristemente es el estilo que predomina en nuestra sociedad.

La persona modelo de hoy en día es aquella que necesita comer cada poco tiempo (cinco o más veces al día) para no correr riesgo de hipoglucemia, tiene reflujo, acidez o gastritis, es sedentaria, tiene resistencia a la insulina, grasa visceral y cierta obesidad, acaba desarrollando hipertensión arterial, diabetes, hígado graso, duerme mal, le duelen las articulaciones, etc. Seguro que os suena, pues solo hace falta salir a la calle para ver que la mayoría de las personas de hoy en día están así. Todo esto sin contar con otras enfermedades más graves que cada vez aparecen antes como el cáncer, accidentes cardiovasculares, ictus o demencia.

Aquello que empezaba con un desayuno ideal y palatable, el que nos hacían engullir pensar que era lo más importante del día para tener energía y crecer sanos y fuertes, era precisamente todo lo contrario. Nos robaba la energía y nos subía al tren del azúcar del que o te bajas a tiempo o acabas siendo pasto de la enfermedad.

CARBOHIDRATOS EN TODAS LAS COMIDAS, LA CONTINUACIÓN

Tal como hemos comentado en el punto anterior, cuando somos adultos ya nos hemos subido al tren del azúcar, ya no sabemos estar sin comer cada dos por tres, sin picar a todas horas. No sabemos ir paseando por la calle sin comer pipas o sin parar en la tienda de enfrente a comprar unas bolsas de chucherías, es muy triste. El problema ya lo conocéis, la famosa pirámide nutricional que le interesa a la industria y que nos aplicaron desde niños, cuya base está formada por cereales, es decir, por azúcar que nos mantiene inflamados y hambrientos.

Los carbohidratos, además de ser inflamatorios de por sí, generan una glucodependencia total cuando nuestra alimentación se basa en ellos, pues nunca daremos descanso a nuestra insulina. Recuerda que la insulina se segrega cada vez que comemos carbohidratos para retirar la glucosa de la sangre y almacenarla en forma de grasa. Cada vez que aparece esta hormona, se produce una caída del nivel de glucosa, con la hipoglucemia reactiva más o menos potente (según la carga glucémica) posterior. Esto provoca hambre y ansiedad que nos incita a comer más cada pocas horas. Junto con esta peligrosa espiral, tenemos la recomendación de comer todo bajo en grasa. Eliminar la grasa hace que la comida sea poco saciante, nos provoca un estado de desnutrición y a la larga, hace que nuestro estado hormonal se vea alterado. La poderosa influencia del biólogo Ancel Keys y de sus desafortunados estudios fueron aprovechados para machacar a la inofensiva grasa una y otra vez en los temarios de nutrición. **Culparon a la grasa de lo que hizo el azúcar.**

Mantener la glucemia estable que, por ende, nos llevará a un nivel estable de insulina sin esos picos y valles que producen tantos problemas, es la auténtica clave. Si además aportamos una alta densidad nutricional con comida real, nos mantendremos saciados y optimizaremos nuestra salud.

RITMOS CIRCADIANOS PERDIDOS Y NULA EXPOSICIÓN SOLAR

Sin sol no existiría la vida, prácticamente todos y cada uno de los seres vivos rigen sus biorritmos en torno al sol. Tanto la regulación de los ritmos circadianos a través del día y la noche como el ciclo de las estaciones del año dependen del sol. Por ejemplo, la mayoría de las plantas florecen en primavera para dar sus frutos en verano y a finales de este; aprovechando de esta forma las temperaturas más altas y los días más largos que, una vez pasado el invierno, ofrecen los rayos solares. Siguiendo con los ejemplos, todos los animales tienen en cuenta también el ciclo solar. Qué decir de aquellos que además hibernan durante las épocas de frío, para después despertar de su letargo y llevar a cabo la mayoría de sus funciones, además de intentar conseguir mucha comida que les permita ganar grasa durante la época de verano, para gastarla después manteniendo las funciones vitales mientras dura el letargo. Sin embargo, somos los seres humanos los que parece que hemos decidido poner tierra de por medio en esta vital relación. Desde que la luz artificial existe, cada día estamos un poco más alejados de los ritmos circadianos. Hemos dejado de seguir en gran medida el ciclo de la luz solar para centrarnos en lo que nos dice un reloj que cada vez marca más horas de vigilia y menos de descanso nocturno. Todo esto implica una serie de cambios hormonales y metabólicos que nos lleva irremediablemente a la enfermedad. La enfermedad, que empieza con los hábitos nutricionales, pero se agrava todavía más con la ruptura de los ritmos circadianos.

Para quien no acabe de situarse del todo, los ritmos circadianos son las variaciones periódicas que se producen en nuestro organismo durante el día en el que parámetros biológicos como la presión sanguínea, los latidos del corazón, la excreción de orina y excrementos, los movimientos intestinales o los niveles hormonales sufren variaciones. Por ejemplo, los niveles de cortisol, tal y como hemos explicado, son más altos por la mañana que por la tarde. Estos ciclos se repiten constantemente en periodos de 24 horas y son debido a una sincronización con el medioambiente, principalmente con el sol. Nuestro organismo, por tanto, va captando estas señales y cambios ambientales y los va procesando en el núcleo supraquiasmático (SCN), alojado en el hipotálamo (en el cerebro) que funcionaría como el «reloj principal», emitiendo órdenes que acaban sincronizando todo nuestro cuerpo. Aunque, en realidad, todas nuestras células tienen mini relojes que se ponen en hora según el ciclo solar, dirigidos, como digo, por el SCN.

Realmente estamos diseñados para estar despiertos por el día y dormidos o al menos relajados durante la oscuridad. Cuando alteramos estos biorritmos, sufrimos las consecuencias y nuestro cuerpo deja de ser una máquina eficiente, para convertirse en un nido de problemas.

HORA APROXIMADA	RESPUESTAS BIOLÓGICAS
21 H	INICIO SECRECIÓN MELATONINA
22:30 H	PARALIZACIÓN MOVIMIENTOS INTESTINALES
2:00 H	SUEÑO MÁS PROFUNDO
4:30 H	TEMPERATURA CORPORAL MÍNIMA
6:30 – 7 H	CESE DE SECRECIÓN DE MELATONINA
7:30 – 8 H	MOVILIZACIÓN INTESTINAL INICIADA / ELEVACIÓN CORTISOL
9 H	MÁXIMO NIVEL TESTOSTERONA
10 – 12 H	MÁXIMO ESTADO DE ALERTA
14:30 H	MÁXIMA COORDINACIÓN
17 H	MÁXIMA CAPACIDAD CARDIOVASCULAR Y MUSCULAR
18:30 – 19 H	MÁXIMA TEMPERATURA CORPORAL Y TENSIÓN ARTERIAL

Ilustración 1.5. Respuestas biológicas según la temporalidad. Elaboración propia.

Los ritmos circadianos en la sociedad actual están gravemente alterados y por lo general existe un déficit de sueño importante. Poca gente duerme las 7 u 8 horas necesarias para que se den procesos importantes de recuperación a todos los niveles. Además, hay cada vez más trabajos con turnos de noche, lo cual es completamente nefasto para nuestra salud, al volver literalmente locos a cada uno de nuestros relojes biológicos. Dejadme que os diga que hay multitud de estudios epidemiológicos que relacionan estas alteraciones con diversos tipos de cáncer. Lo ideal sería levantarse cerca del amanecer sin necesidad de un despertador. Sí, sé que eso es imposible a día de hoy, pero no para todo el mundo, ya que las personas que empiezan a trabajar a una hora más avanzada de la mañana también necesitan ponerse la alarma para despertar una vez que ya ha amanecido. Recordad, no escribo este libro para arreglar el mundo, simplemente para contaros la verdad, aquello que he aprendido con esfuerzo y con experimentación, que realmente es sinónimo de salud. Después cada uno podrá aplicarlo mejor o peor, pero lo importante, y lo que siempre digo, es disponer de la información.

Importante también mencionar que cada vez nos dormimos más tarde o directamente de madrugada. Si no tenemos la obligación de madrugar (por ejemplo, el fin de semana), mucha gente se levanta de la cama más cerca de mediodía que de la hora de la salida del sol. Nos acostamos tarde y tras una sesión intensa de luz artificial vía móvil, tablet, televisión, leds, etc., todo un abanico de emisiones de luz azul que confunde a nuestro organismo con la luz UVB de los rayos solares. Es decir, con semejante radiación, le estamos diciendo a nuestro cuerpo justo antes de querer conciliar el sueño que son las doce del mediodía. Mala idea si queremos dormirnos pronto para descansar y estar enérgicos el día siguiente. ¿Qué sucede aquí? Claramente cada vez más casos de problemas de insomnio y trastornos asociados. ¿Cómo nos hemos acostumbrado a solucionar esto? Por la vía de la píldora mágica, de la misma forma que queremos solucionar todo hoy en día. Con lo fácil, con lo inmediato y con lo antinatural, recurriendo al parche en vez de al origen del problema. Exactamente de la

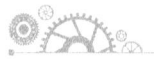

misma forma que con la alimentación, los atajos que al final no llevan a otro sitio que a la enfermedad crónica. Acabamos acudiendo a nuestro médico o farmacéutico, a por la pastilla de turno que directamente nos drogue y nos deje en estado de relajación artificial para poder dormir. Toda esta alteración del sueño también se ve potenciada con otro de los errores clave, el de la cena cada vez más tardía por la noche y que trataremos en el siguiente punto.

Serotonina y melatonina: los ritmos circadianos y el ciclo sueño-vigilia es otro de los sistemas innatos en el ser humano regulados por hormonas simplemente gracias a la luz solar y a una alimentación correcta. Sin embargo, es otro sistema que se han encargado de sabotear con la vida moderna. Resulta que la exposición solar, por supuesto sin cremas solares, es necesaria para una óptima liberación de serotonina. ¿Qué es la serotonina? Se trata de una neurohormona fundamental para el estado de ánimo y el correcto funcionamiento del cerebro, elaborada a partir del aminoácido triptófano y vitaminas B12, folato y BH4. Véase aquí la importancia de una dieta basada en alimentos de origen animal, para la correcta obtención de estas vitaminas del grupo B, también véase el porqué del aumento de casos de depresión entre los seguidores de dietas veganas a largo plazo. ¿Qué tiene que ver todo esto con los ritmos circadianos?, os preguntaréis. Pues que la otra hormona maestra que regula el sueño y que, seguro que os suena mucho más, es la melatonina, se obtiene a partir de la serotonina liberada durante el día. La melatonina es otra neurohormona sintetizada por la glándula pineal, ubicada en el diencéfalo, cuyas funciones principales son las de regular los ritmos circadianos y segregar esta hormona. Otras funciones importantes de la melatonina, además de modular el sueño, es la de actuar como un poderoso antioxidante y antiinflamatorio, asociado a una buena recuperación física y longevidad. También influye en el control biológico del cambio de las estaciones e incluso es de gran importancia para paliar los efectos del *jet lag* o desfase horario que suelen darse en viajes que implican gran variabilidad temporal.

El problema está claro, es decir, si durante el día no nos da el sol, el poco tiempo que estamos en la calle lo hacemos con gafas de sol, no realizamos actividad física, comemos mal, cenamos tarde, nos exponemos a luz azul hasta la madrugada, etc., no podemos pretender dejar el móvil en la mesilla y dormirnos al momento, a no ser que genéticamente tengamos una predisposición especial al sueño y además seamos muy jóvenes. Cosa que no significa que estemos sanos por ello aunque lo aparentemos.

Un momento, volvamos atrás: ¿qué pasa con las gafas de sol?, supondría que os haríais esta pregunta... Las gafas de sol, salvo que se trate de una persona que las necesite por su trabajo, por alguna enfermedad o por una actividad como por ejemplo un deporte en el que los ojos corran cierto peligro, es otro de los inventos creados de cara a la galería, como complemento de moda y que no ha hecho más que darle otra vuelta de tuerca a nuestra maltrecha salud. El problema viene por la confusión que nos crea al filtrar los rayos solares de tal forma que, a efectos reales, nuestro organismo piensa que está anocheciendo y por tanto activa algunos mecanismos que no corresponden al momento del día. En resumen, le estamos diciendo a nuestras células que es de noche cuando en realidad el sol brilla con toda su fuerza. Obviamente, terminaremos de rematar todo esto cuando se haga de noche, en ese preciso instante nos quitamos las gafas y encendemos la luz artificial, nos ponemos a cenar, a ver la televisión y a trastear con el

móvil. Como podréis comprender, el caos al que sometemos a nuestros relojes biológicos es total. Resulta que llevábamos un buen rato experimentando el anochecer, y de repente nos situamos de nuevo en las doce del mediodía. ¿Alguien entiende algo? Recuerda que nada es gratis y nada sucede porque sí.

CENAR TARDE

Hablábamos de las dificultades para conciliar el sueño, del mal descanso nocturno que, por desgracia, se apodera de nosotros cada día más. Pues bien, además de la exposición a la luz azul artificial y a las pantallas durante las horas previas al descanso, otro de los motivos que interfiere en el sueño es la mala costumbre de la cena tardía; en España es una pandemia. Para empezar, nadie debería comer cuando la luz del sol ya se ha ocultado. ¿Por qué? Porque al anochecer nuestro cuerpo se prepara precisamente para llevar a cabo la transición hacia el mencionado y merecido descanso. El hecho de ingerir alimento por la noche es un desastre hormonal de grandes dimensiones, pues durante el día somos sensibles a la insulina y, sin embargo, por la noche, es la hormona melatonina la que entra en escena para ayudarnos a conciliar el sueño. La melatonina interfiere de forma importante en la secreción de insulina por parte del páncreas, por lo que el nivel de azúcar en sangre se va a quedar mucho más tiempo elevado en sangre (todavía en mayor proporción si cenamos carbohidratos), con el problema que acarrea tener unos niveles de glucosa en sangre elevados. Nuestro metabolismo, nuestro descanso y en definitiva nuestra salud se verán afectados contribuyendo a desarrollar enfermedades como la resistencia a la insulina, obesidad, diabetes, cáncer o alzhéimer.

Hay datos objetivos y analizables que podemos medir hoy en día para comprobar el descanso cuando se cena temprano o cuando se cena tarde. La frecuencia cardiaca, la presión sanguínea, la variabilidad cardiaca o la frecuencia respiratoria quedan muy alteradas cuando el hábito de la cena es incorrecto en el tiempo. Claro, si nadie nos comenta esto o no somos capaces de medirlo, seremos inconscientes de que es algo que, realmente, está sucediendo. Nosotros a simple vista quizás simplemente notamos un descanso peor, más cansancio al amanecer y menos energía durante el día. Pasamos página y no nos paramos a pensar en el porqué de todas estas alteraciones que, en definitiva, están sumando en nuestra contra.

En la ilustración 2.5 se pueden comprobar las diferencias abismales en los niveles de glucosa en sangre tras realizar la misma comida con una única diferencia: de día y de noche. Como veis, es significativo.

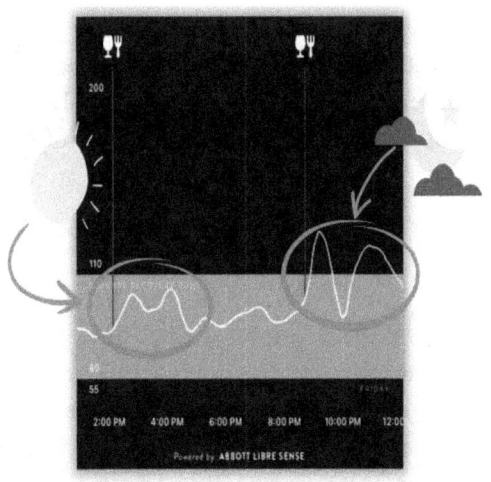

Ilustración 2.5. Curva real de glucosa continua, monitorizada con biosensor, tras dos ingestas idénticas de día y de noche.
Trabajo experimental de elaboración propia.

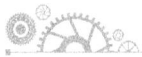

Me viene a la cabeza precisamente, cuando muchas madres o padres se quejan de que su niño duerme mal, que les cuesta llevarlo a la cama, les cuesta que concilie el sueño, se despierta mucho, etc. No digo que no haya otros factores, por ejemplo, genéticos que puedan influir en el pequeño; pero no me digáis que no veis a menudo a multitud de familias en centros comerciales en invierno hasta las ocho o las nueve de la noche, cuando desde las seis de la tarde es de noche, ¿verdad? Cuando a un niño, ya de por sí con un gran nivel de actividad tanto físico como cognitivo, lógico de su edad, lo mantienes con luces brillantes artificiales, con muchos estímulos potentes hasta esas horas, teniendo en cuenta que todavía tiene que cenar, bañarse y demás..., es imposible que pretendamos que se duerma temprano o que pueda conciliar un buen sueño, por todo lo que acabamos de ver. Luego la culpa es del azar o de la lotería que te ha tocado con el niño, pero nunca nos paramos a analizar si hemos tenido en cuenta unos hábitos acordes con nuestra fisiología. Puede ser algo similar como querer dormir a un niño a las doce del mediodía, justo después de jugar al fútbol con sus amigos. Vaya por delante que no culpo únicamente a los padres, culpo también a los hábitos modernos y a los profesionales de la salud que son incapaces de reciclarse y aconsejarnos en función de nuestro diseño.

DORMIR POCO SE PAGA CARO

Quizás en ocasiones parezca algo repetitivo, pero en la salud casi todos temas van de la mano y están mucho más relacionados de lo que parece. Ya os he comentado que acostarse de madrugada tras una cena tardía influye en la calidad del sueño. El estrés, el no haber liberado suficiente serotonina con la exposición solar diurna, el escaso ejercicio físico o la alimentación alta en azúcares y procesados impacta un poco más en un, ya de por sí, escaso y mediocre sueño del que cada vez somos más propensos.

Dormir poco suele ir de la mano con trastornos del síndrome metabólico, ya sabéis: obesidad, grasa visceral, resistencia a la insulina, prediabetes, diabetes, hipertensión o cáncer. Cuando no dormimos lo suficiente (lo recomendable son al menos 7 horas), nuestro cuerpo sufre más estrés y aumenta el azúcar en sangre vía cortisol. La llamada hormona del estrés provoca un almacenamiento extra de grasa en el tejido adiposo, debido a que también aumentará la secreción de insulina para contrarrestar la glucemia. Además, se rompe el equilibrio de leptina/grelina (hormonas de la saciedad y del hambre), provocando una menor saciedad y un mayor apetito, generalmente por comida basura. Este es un mecanismo de defensa lógico en el ser humano. La falta de horas de sueño le indica a nuestro organismo que se encuentra en un periodo de alerta del que debe defenderse por lo que pueda pasar. Para ello, nuestro sistema hormonal nos pide esa comida basura que suele ser grasa más azúcar, porque es muy alta en energía y ayudará al organismo a mantener ese estado de excitación necesario para superar el déficit de sueño. Otra consecuencia, que también van de la mano en este proceso, es que la tensión arterial elevada deja listo a nuestro cuerpo para esa emergencia física que como suele suceder nunca llega.

También existen otras hormonas llamadas *incretinas* que responden desde el intestino proximal una vez comemos. Estas hormonas estimulan la producción de insulina para controlar el nivel de glucosa en sangre y, a su vez, estimulan la lipogénesis o creación de nueva grasa hacia nuestras reservas. Ya sabemos cuál es la hormona almacenadora por excelencia..., pues el efecto que estas hormonas producen en la secreción de insulina es mayor, sobre todo, al ingerir hidratos de carbono junto con grasas (normalmente esta combinación está en enormes cantidades en la comida basura). La literatura científica ha demostrado que, en concreto, la hormona incretina llamada GIP (polipéptido insulinotrópico dependiente de glucosa) incrementa la actividad de la lipoproteinlipasa (LPL) y la acumulación de triglicéridos en adipocitos subcutáneos humanos y en células 3T3-L1 diferenciadas. Resumiendo, todo está orquestado para almacenar combustible por la vía rápida cuando nos encontramos ante una situación de emergencia en la que nuestro cuerpo debe mantenerse en estado de alerta. En este caso, por el hecho de mantenernos despiertos durante muchas más horas de las que estamos preparados para hacerlo y debido a que todo ello supone un extra de recursos energéticos que debemos cubrir para garantizar la supervivencia.

CONTAR CALORÍAS Y CUADRAR MACRONUTRIENTES

Otro de los graves errores que, desde mi punto de vista, enseñan en todos los temarios oficiales de nutrición, es el de estar todo el día calculando el gasto calórico, la ingesta diaria, los macronutrientes que cada persona necesita en cada momento, etc.

En el capítulo de los macronutrientes os mostré aproximadamente la energía que produce cada uno de ellos (grasas, proteínas o hidratos de carbono), al quemarlos en una bomba calorimétrica. Este aparato es un dispositivo utilizado para calcular el poder calorífico que desprende un combustible sólido o líquido a un volumen constante. Como veis, nada que ver con los nutrientes que nosotros aportamos a nuestro organismo a través de los alimentos y con la forma de procesarlos, regido todo por un complejo sistema hormonal.

Es imposible saber cuántos gramos de grasa de ese pescado que acabas de comer van a generar energía instantánea, cuántos gramos van a almacenarse o cuántos van a ir destinados a la función estructural y a las membranas de las células. Mucho menos todavía nos sirve el hecho de contar las calorías que aportan las proteínas, pues su función, como ya sabéis, es casi exclusivamente estructural, defensiva y hormonal. Nuestro cuerpo debería estar en un estado de altísima inanición para generar energía a través de ellas, pues el mero hecho de destruir nuestros propios músculos acabaría con nuestra especie. El otro macronutriente que falta, los carbohidratos, quizás sería el que más se aproxime al aporte calórico que desprende, pues su única función es energética. Sin embargo, varía la cantidad utilizada, retenida o disipada por nuestro organismo dependiendo de muchísimos factores, como, por ejemplo, el momento en el que se consuman, la actividad que estemos desarrollando al consumirlos, el índice glucémico, la temperatura a la que nos encontremos, nuestro estado metabólico, nuestro estado hormonal, las horas de sol que dispongamos, la exposición al mismo, etc. Un sinfín de factores que nadie, en ninguna aplicación famosa para móviles, puede determinar. Con lo cual, contar calorías es un sinsentido que lo único que provoca es generar un mayor aumento de trastornos de la conducta alimentaria, conocidos como TCA.

Supongo que con este tema de contar la energía y cuadrar macronutrientes también os habrán surgido muchas dudas o preguntas. De hecho, sería lo más lógico, dado que llevan muchas décadas machacándonos con las calorías que tiene tal o cual alimento. No deja de ser curioso que unas fórmulas matemáticas, unas sumas y unas restas, nos digan la cantidad de energía, de proteínas, grasas o carbohidratos que debe consumir cada paciente, como si nuestro cuerpo fuese la bomba calorimétrica de la que os he hablado. Cargarse de un plumazo todo nuestro entorno hormonal no conduce a nada positivo y la prueba está en que ninguna dieta basada en un déficit calórico funciona ni funcionará nunca a largo plazo. Ahora bien, más que curioso resulta triste y peligroso que un médico endocrino, con toda la sabiduría y los conocimientos sobre el cuerpo humano que posee, sea capaz de aplicar esta falacia a sus pacientes y acceda al sabotaje de las hormonas de la saciedad y del hambre: *la leptina y la grelina*.

La hormona leptina fue descubierta en 1994 y actúa como un lipostato, es decir, cuando la cantidad de grasa almacenada en los adipocitos aumenta, se libera leptina en la sangre, lo que constituye una señal que informa al hipotálamo que el cuerpo tiene bastante comida y que debe inhibir el apetito. La regulación de la secreción de leptina es, a largo plazo, principalmente por variación del nivel de masa corporal y efectos estimulantes de la insulina. Sin embargo, algunas personas (sobre todo con obesidad) tienen altas concentraciones de leptina en sangre sin que su apetito se vea disminuido, lo que implica una resistencia a la leptina. Esta resistencia se produce debido a altas cantidades de esta hormona circulando durante mucho tiempo en el cuerpo, que crean el propio mecanismo de resistencia. Al igual que sucede con las personas resistentes a la insulina, ocurre con la leptina. Las células a base de tanta abundancia acaban desbordadas y no atienden al mensaje.

La hormona grelina o la hormona del hambre es una hormona peptídica secretada principalmente por el estómago.

Aunque al principio, tras su descubrimiento, se definió como un factor estimulador de la secreción de hormona de crecimiento, posteriormente se vio que también modula el comportamiento alimentario tanto en animales como en humanos; estimulando el apetito. Está implicada en el control del balance energético y peso corporal. La secreción de grelina aumenta antes de la hora de comida y decrece después de la ingesta en individuos bajo horarios regulares de alimentación. Esas ganas de comer comida real son producidas por esta hormona. Hablo de comida real, aquellos alimentos que necesitamos para nutrirnos en condiciones, porque seguro que a la hora de la comida principal nadie pondría un vaso de leche chocolateada y un cuenco de avena por delante de un buen chuletón. Importante también, una vez más, unos buenos ritmos circadianos para optimizar la síntesis de estas hormonas.

Pero entonces... *¿por qué se cuentan calorías?* Pues una vez visto a grandes rasgos todo este mecanismo del hambre y la saciedad innato del ser humano, la respuesta a esta pregunta es más sencilla de lo que puede parecer a simple vista. El afán del ser humano de querer controlar todo ayuda a ello, pero sin duda la razón de peso está en la cantidad de alimentos «ultrapalatables» que ha creado la industria alimentaria para que no podamos detener nuestra ingesta de forma natural. Es decir, alimentos procesados que nuestro cuerpo no está diseñado para recibir y que sabotean nuestro sistema endocrino. ¡Volvemos a lo de siempre!, como el mecanismo de supervivencia del ser humano se forjó en la escasez, cualquier alimento dulce o mezclas de dulce con grasas modificadas, altamente energéticas y preparadas para estimular nuestras papilas gustativas, van a hacer pensar a nuestro cuerpo que se trata de una pieza clave que debemos comer sí o sí para poder almacenar mucha energía de forma rápida y fácil, que

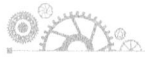

nos permita sobrevivir cuando no tengamos nada que cazar en invierno. Hoy en día, la caza en invierno es tumbarse en el sofá a ver la televisión mientras llega otra dosis de palatabilidad extrema. Antiguamente esos alimentos modificados no existían, lo más dulce que había era una fruta de temporada. Esa fruta silvestre y estival sí era útil, permitía a nuestros antepasados aumentar esa ingesta de energía para crear grasa y aumentar las reservas que permitiesen afrontar ese invierno de escasez real.

Sé que estáis pensando que en zonas cálidas como los trópicos ya había antiguamente frutas disponibles casi todo el tiempo. Lo sé, por eso comenté en el capítulo 3 que la clave reside en el clima. Precisamente, esas zonas con calor y con muchas horas de sol hacían que la gente que habitaba allí antiguamente, metabolizase la energía de los carbohidratos de distinta forma. Además, eran frutas silvestres, muy ricas en fibra y cuyo índice glucémico sí importaba. Nada tenían que ver esas frutas silvestres que comían nuestros antepasados de las zonas cálidas con la fruta que se comercializa hoy en día. La fruta moderna, debido a múltiples modificaciones genéticas, la han convertido en golosinas dulces cada vez más palatables, con menos fibra y mucho más nocivas. Todo esto, unido a otro punto clave: la abundancia, ya que, en el pasado, para comerlas, debían pelear, correr para adelantarse a otros animales o trepar a los árboles. Hoy, para comerlas, solo debéis comprarlas a la vuelta de la esquina. Si os fijáis bien, os daréis cuenta de los datos de obesidad y diabetes de toda la población mundial, viváis en Europa o en el trópico.

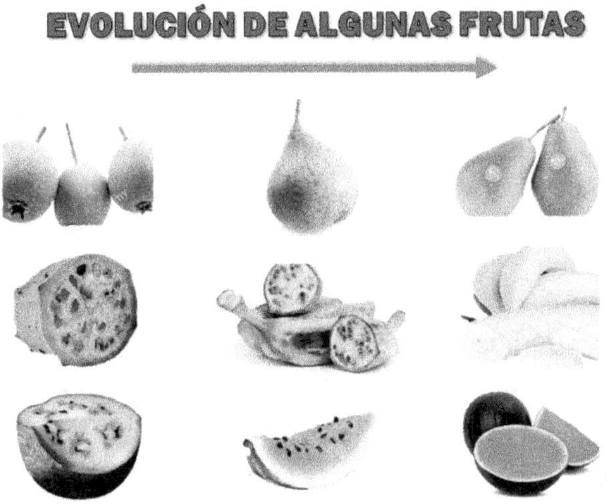

EVOLUCIÓN DE ALGUNAS FRUTAS

Ilustración 3.5. Evolución de algunas frutas. Elaboración propia.

Volviendo al conteo calórico, ahora podréis comprender mejor por qué nadie puede comer kilos y kilos de sardinas sin que la hormona leptina haga acto de presencia para que detengamos la ingesta. En cambio, cualquiera sería capaz de comer sin control crema azucarada de avellanas y cacao. Seguro que os ha sucedido alguna vez que en algún banquete o celebración han comido hasta no poder más literalmente, pero una vez que llega el postre y el chupito, por muy saciados que se encuentren, estos comestibles han conseguido burlar la hormona de la saciedad para enviarles esta señal: ¡claro que tengo un hueco para el postre y la copa!

La diferencia entonces es clara, por un lado, la comida real saciante y por el otro, los comestibles «ultrapalatables» creados por el hombre que sabotean nuestro organismo. Esta es la verdadera razón del conteo calórico en la sociedad moderna, cuyo origen del problema se encuentra como siempre en las recomendaciones dietéticas oficiales. Basar un 60 % de la dieta en carbohidratos, es decirle a nuestro cuerpo que se encuentra en un verano sin fin, que almacene grasa y que no deje nunca de comer. Si a esto le sumamos que todo lo que comemos está fuertemente procesado, condimentado, enmascarado, dulce y apetecible, pues la cosa se vuelve todavía más incontrolable. Claro, para detener esta situación no queda más remedio que crear unas fórmulas matemáticas que nos digan cuándo debemos detener nuestra ingesta, debido a que nosotros mismos seremos incapaces de tal propósito.

Si nuestras ingestas estuviesen basadas en comida real, si comiésemos cuando experimentásemos hambre real y no por lo que nos diga una calculadora o un estudio científico creado y manipulado por un determinado tipo de industria, no necesitaríamos contar calorías. ¿Qué nos apetece más a primera hora de la mañana al despertar? ¿un bistec o una tostada con mermelada?, pues obviamente lo segundo porque no tenemos hambre real. No obstante, nos obligan a desayunar las tostadas para hacernos dependientes de la comida, del azúcar y dependientes también de las calorías. Las recomendaciones oficiales están preparadas para enfermarnos, para estimular constantemente la insulina, pasar hambre cada pocas horas y, por ello, tener que comer muchas veces al día siempre con el freno de la calculadora para no pasarnos de energía proveniente de comestibles de supervivencia. Nos limitan la grasa (saciante), pero nos dan vía libre con el azúcar, justo lo necesario para mantenernos en un pienso. No me imagino a un león, una vez que ha cazado una presa (comida real para él), deteniendo la ingesta por miedo a pasarse de kilocalorías, de grasa o de proteína. Todo lo contrario que el ser humano, controlando o intentando controlar la naturaleza, como de costumbre.

Recomendaciones de referencia que deben individualizarse en función de las necesidades de cada persona
Los Hidratos de Carbono deben aportar más del 50% del valor calórico total (VCT) de la dieta (sobre todo, complejos)
Las proteínas deben aportar entre un 10-15% del VCT
Las grasas aportarán máximo un 30-35% del VCT

Ilustración 4.5. Recomendaciones oficiales de macronutrientes. Nutrición humana y dietética UCM, Mataix Verdú.

En la ilustración 4.5, podéis ver las recomendaciones oficiales que se estudian actualmente en el temario de Nutrición Humana y Dietética, donde VCT es el total de la ingesta calórica del individuo. Como os decía, limitan las grasas todo lo posible y priorizan los hidratos de carbono, asegurando de este modo que las personas dependan del combustible de emergencia en el día a día, hasta para irse a dormir, con el estado inflamatorio y todas las enfermedades que ello acarrea.

EL DÉFICIT CALÓRICO O LA DIETA RESTRICTIVA

Si en el apartado anterior hemos hablado del conteo de calorías, ahora vamos un poco más allá. Vamos al problema que provocan las famosas dietas de adelgazamiento. La palabra dieta es originaria del latín «diaeta», que a su vez proviene del griego y cuyo significado es «régimen de vida». El significado de esta palabra debería acercarse a lo que come realmente una especie. Un auténtico régimen de vida que nada tuviese que ver con la palabra restricción. Sin embargo, hoy en día cuando oímos la palabra dieta lo asociamos a pasar hambre, a adelgazar.

Como ya sabéis, el problema radica en el desconocimiento del diseño humano o directamente en el hecho de negarse a reconocer que estamos creados para funcionar de una forma concreta. Por mucho que les pese a ciertos colectivos que mezclan ética, negocio y política, hemos evolucionado como especie atendiendo a unos hábitos concretos basados en todo lo contrario a lo que hacemos hoy en día. Es por ello por lo que tarde o temprano engordamos o enfermamos, o las dos cosas.

Cuando alguien engorda y toma medidas, el endocrino o el nutricionista de turno le pone a dieta; esta dieta no es más que una rebaja considerable de la energía recomendada para una persona normal. No se centran en los hábitos o el estado hormonal por los cuales esa persona está así, ¡qué va!, cortan por el mismo patrón a todos los que, según ellos, han comido mucho y se han movido poco. Lo que viene a ser la pseudociencia de CICO: calorías que entran por calorías que salen (por sus siglas en inglés). Por tanto, el paciente sale de la consulta con un documento donde pone lo que debe comer para perder esos kilos de más que tiene almacenados en forma de grasa.

El principal propósito de todo ser vivo es mantener la vida cueste lo que cueste. Claramente, este déficit calórico sostenido hará que un ser vivo que no quiere morir, ajuste su gasto calórico a la menor cantidad de energía que ingiere con la nueva dieta. «La pescadilla que se muerde la cola»: dieta insostenible, se pasa hambre, desajuste hormonal, organismo en guerra, toda la energía que entra se guarda en forma de grasa debido a la agresión y estrés mantenido, abandono de dieta, efecto rebote. ¡Listo! Ya tenemos a la persona que fracasa con la dieta restrictiva común. Ahora, también ha visto reducido su metabolismo basal como recurso de supervivencia y al volver a comer más cantidad de nuevo, el cuerpo guarda todavía más grasa y todo continúa por los peores escenarios para la salud. Por supuesto, toda la culpa cae sobre la persona en concreto, culpabilizándole por falta de compromiso o fuerza de voluntad. Todo un despropósito.

Para finalizar, debéis grabaros en la mente que si no comemos grasa es imposible que perdamos grasa, siempre y cuando queramos preservar la salud. Por tanto, como las grasas son muy calóricas según la calculadora, pues siempre aparece el error de intentar minimizarlas en la dieta. Sin grasas empiezan los problemas, ya que las funciones hormonales, la absorción de vitaminas y demás procesos quedan comprometidos, generando una profunda agresión metabólica. Recordáis el experimento Minessota de Keys, ¿verdad?, pues aquí está. Una restricción de energía y sobre todo de grasa, sostenida en el tiempo, acarrea esa reducción del gasto energético o metabolismo basal, hambre, trastornos psicológicos, estrés, irritabilidad, frío constante, disminución de la temperatura corporal, menor frecuencia cardiaca, disminución de fuerza y resistencia, fragilidad en el cabello, en las uñas o en el pelo, hipotiroidismo y desajustes hormonales entre otros. Todo ello resulta lógico en un intento de nuestro cuerpo por ahorrar energía y por almacenar en forma de grasa la poca comida que entra. Un claro mecanismo de supervivencia.

COMIDA CON ESCASO VALOR NUTRICIONAL Y EL MIEDO A LA GRASA

La densidad nutricional también va un poco de la mano con lo que hemos visto de las dietas. Los alimentos muy densos en nutrientes suelen ser los de origen animal y a efectos de energía desprendida en la bomba calorimétrica, suelen

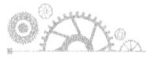

ser más energéticos porque tienden a ser más grasos. Todo el miedo infundado en las calorías provoca que, indirectamente y debido a que la mayoría de las personas no queremos engordar, se prescindan de los alimentos más interesantes para nuestra salud. Nadie suele ni quiere renunciar a los caprichos del fin de semana en el que se cena fuera y se toman unas copas, piden una pizza en casa o cualquier comida chatarra. Lo que suele hacer la mayoría es compensar estos actos durante la semana. El error, además de la agresión que sufre el cuerpo, es que la compensación posterior suele llegar a base de alimentos poco calóricos que a su vez son poco densos en nutrientes. Lo que sin duda va a acarrear un problema de desnutrición, de desequilibrios hormonales o de inflamación.

Supongamos que una persona que le gusta cuidarse y sentirse bien, sale el fin de semana, come mal, entrena menos, bebe alcohol o refrescos y desregula sus ritmos circadianos. Llega el lunes y claro, tiene un sentimiento de culpa por todo lo anterior y desea compensarlo. ¿Cómo lo hace? Comiendo y cenando a base de pequeñas porciones de pollo a la plancha y ensaladas una y otra vez. Todo porque, en su afán de quedar en paz consigo mismo, evita comer alimentos densos que lógicamente son más calóricos. Aquí viene el problema, la agresión del viernes y sábado se multiplica debido a que el cuerpo no puede funcionar a base de lechuga y pollo. Necesita ácidos grasos esenciales, necesita vitaminas, minerales... En definitiva, ¡necesita nutrientes! En esta situación le estamos privando siempre de esos nutrientes y el cuerpo entra en una guerra constante consigo mismo, vuelve el desajuste hormonal propio de un organismo que no recibe lo que necesita para funcionar en condiciones y que acaba desembocando en enfermedades de diversa consideración. ¿Pero la pechuga de pollo y la lechuga son malos alimentos? Pues la respuesta es no, pero con matices. La carne del pollo es una carne blanca alta en proteínas, pero poco más, la lechuga es una fuente vegetal cuya composición mayoritaria es agua y fibra. El cuerpo, comiendo esto a diario para compensar excesos, está quedando totalmente huérfano y por tanto será una máquina de guardar energía en forma de grasa corporal en cuanto aparezca una gran comida: la del fin de semana.

Basándome en mi experiencia, sé que hay muchísima gente que se alimenta de esta forma por miedo a engordar, comiendo solo carnes blancas bajas en grasa como las de ave, conejo, etc. Pues bien, aprovecho para deciros que hoy en día, la mayoría de estos animales están bajo luz artificial y alimentados con piensos muy altos en lectinas, que acaban ofreciéndonos una carne mucho más inflamatoria de lo que puede ser la ternera o el cordero, que por lo general suelen pasar mucho más tiempo en el exterior y combinando su alimentación con el pasto. Con esto no quiero insinuar en absoluto que no se deba comer carne de pollo, simplemente quiero haceros entender que no debe ser la única fuente de proteína por muy «fit» o baja en grasas que nos la pinten.

EL CONSUMO HABITUAL DE REFRESCOS Y DE ALCOHOL

Esta práctica se ha generalizado y, lo que es peor, se ha normalizado de forma peligrosa hasta tal punto, que parece ser que hoy en día la persona rara, a la que todo el mundo mira e incluso de la que suelen mofarse, es la que no consume este tipo de bebidas. Estoy seguro de que a mucha gente le ha sucedido el hecho de ir a un bar con amigos y al pedirse una infusión o una botella de agua (en vez de la típica cerveza o refresco), le han mirado mal o incluso le han contestado alguna frase despectiva. Resulta que, con el paso de los años, esas gracias y esas burlas se han vuelto en contra de la salud de mucha gente que, con la convicción y la ignorancia propia de la juventud, se creían más fuertes que nadie por beber alcohol. Con el paso de los años muchas de estas personas rectifican y piden ayuda para conseguir mejorar su salud, otras atribuyen sus enfermedades al azar y otras, lamentablemente, tienen problemas más delicados.

El consumo diario de alcohol y de refrescos es otro agravante más en la ya de por sí estropeada salud. Llegados a este punto, todos conocemos los nocivos efectos del azúcar y por ende de las bebidas azucaradas, por eso ahora la tendencia es que se abuse de las bebidas edulcoradas. Esta moda de los refrescos *zero* o *light* no se salva ni mucho menos, de hecho, estos refrescos sin azúcar, pero con potentes endulzantes artificiales, pasan a ser incluso más dañinos que los propios refrescos azucarados. ¿Por qué? Esto es debido a que al fijarnos en su etiqueta y ver «sin azúcar» nos pensamos que es inocuo, que es como beber agua y pasamos a tomarlos a diario. Pasamos del consumo esporádico a tenerlo en la nevera de casa y poder beber todo lo que queramos porque nos han dicho que no tiene calorías y no engorda: ¡craso error! Por un lado, estos refrescos *zero* producen alteraciones en nuestro entorno hormonal y en la microbiota, destruyendo nuestras bacterias beneficiosas y generando proliferación de otras bacterias perjudiciales. Esto contribuye a padecer diversas enfermedades intestinales, hormonales o autoinmunes.

Por otro lado, está el sabor dulce (incluso superior al del propio azúcar) que poseen estas bebidas y que generan una disrupción en la percepción de los sabores. Es decir, nos acostumbramos a estos productos que estimulan de sobremanera nuestras papilas gustativas y después la comida natural y real no nos sabe a nada, no nos satisface. Nuestro cerebro se queda con estos sabores tan preparados para generar adicción, que no parará hasta que le saciemos con ellos generándonos además ansiedad y ganas de dulce. Estas ganas de dulce también son otra respuesta natural y fisiológica además de la psicológica, ya que el cerebro estimula y prepara todos los mecanismos de los que disponemos para recibir la energía que, por el sabor ultradulce que estamos percibiendo, se supone que va a entrar a nuestro cuerpo. De repente el cerebro recibe la señal de que no hay energía alguna y se siente literalmente engañado; pues el estómago acaba de procesar una bebida sin calorías, sin energía. Esto contribuye a aumentar la insatisfacción, la ansiedad, la necesidad de dulce o el impulso de picar a todas horas.

El repaso a las bebidas *zero* o *light* no podía terminar sin otro importante inconveniente que producen: ¡aumentan los niveles de insulina! Hay muchos estudios sobre ellos, unos dicen que sí, otros que no se sabe, otros que depende del edulcorante utilizado. Para salir de dudas, realicé un estudio real utilizando los sensores de monitoreo continuo de glucosa en sangre que ya conocen. Lo llevé a cabo con seis personas diferentes a las que las instrucciones que les di eran claras: tomar un refresco sin azúcar en ayunas alejado de las comidas y estando tranquilos, en reposo. De esta forma, podría ver en primera persona y sin ninguna interferencia que pudieran generar otras comidas, el ejercicio físico, el estrés u otras variaciones. También limitaría el conflicto de intereses de numerosos estudios científicos validados y públicos, pero financiados por una u otra industria a la que le interesan unos resultados más que otros.

Algunos ejemplos de las gráficas que aparecían en dicho estudio los muestro a continuación en las ilustraciones 5.5 y 6.5.

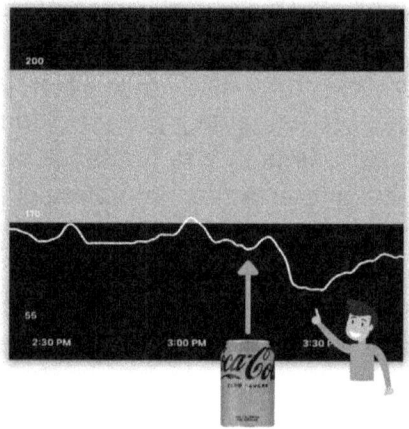

Ilustración 5.5. Curva glucémica 1, tras ingesta de refresco.
Estudio propio.

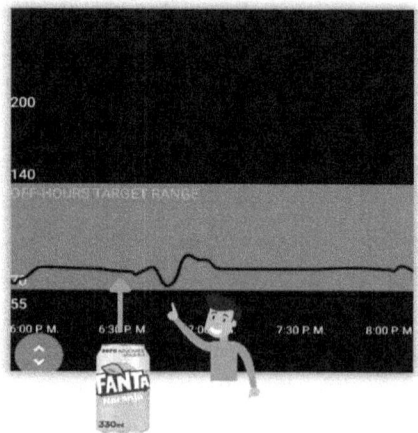

Ilustración 6.5. Curva glucémica 2, tras ingesta de refresco.
Estudio propio.

Como podéis comprobar en estas ilustraciones, tras la ingesta del refresco la glucosa tiende a caer para después recuperarse. Todo parece indicar que se genera esta pequeña hipoglucemia reactiva por la respuesta insulínica. Es decir, el potente sabor dulce produce secreción de insulina y retira glucosa de la sangre, lo que acaba provocando la caída que veis. Una vez que el organismo detecta que no hay entrada alguna de alimento restablece la glucemia rápidamente. Esto conduce a más situaciones negativas como por ejemplo el efecto trampolín que produce en la insulina el hecho de tomar este tipo de bebidas junto con comida, facilitando de esta manera el aumento de peso y la ganancia de grasa corporal; sin olvidarnos de una mayor predisposición a la prediabetes y demás enfermedades metabólicas u hormonales.

Punto y aparte, queda el tema del alcohol que tampoco vamos a descubrir ahora. Es la droga legalizada más consumida y sin duda la droga que más daño hace. Sin meternos en otros menesteres, centrándonos exclusivamente en el tema nutricional, el alcohol como ya sabéis son calorías vacías y aparte de todos los daños que provoca en nuestro cuerpo, cuando lo ingerimos lo metabolizamos en el hígado convirtiéndolo y almacenándolo en forma de grasa directamente. El hígado graso, al igual que sucede con el exceso de fructosa, es una enfermedad derivada del alcoholismo, por ello la grasa visceral es también consecuencia de su consumo. La cascada de enfermedades de todo tipo que provoca el alcohol es amplia y se tiene en cuenta muy poco por el hecho de que se ha normalizado su consumo como acto social. No solo ya en celebraciones o eventos, sino en el día a día. Muchísima gente almuerza, come y cena con alcohol a diario, toman varias cervezas o copas en el bar al salir de trabajar a modo de rutina, tanto a diario como los fines de semana. Pensando que es un hecho que no tiene consecuencias. Nada más lejos de la realidad, todo se paga y todo suma, con el alcohol mucho más.

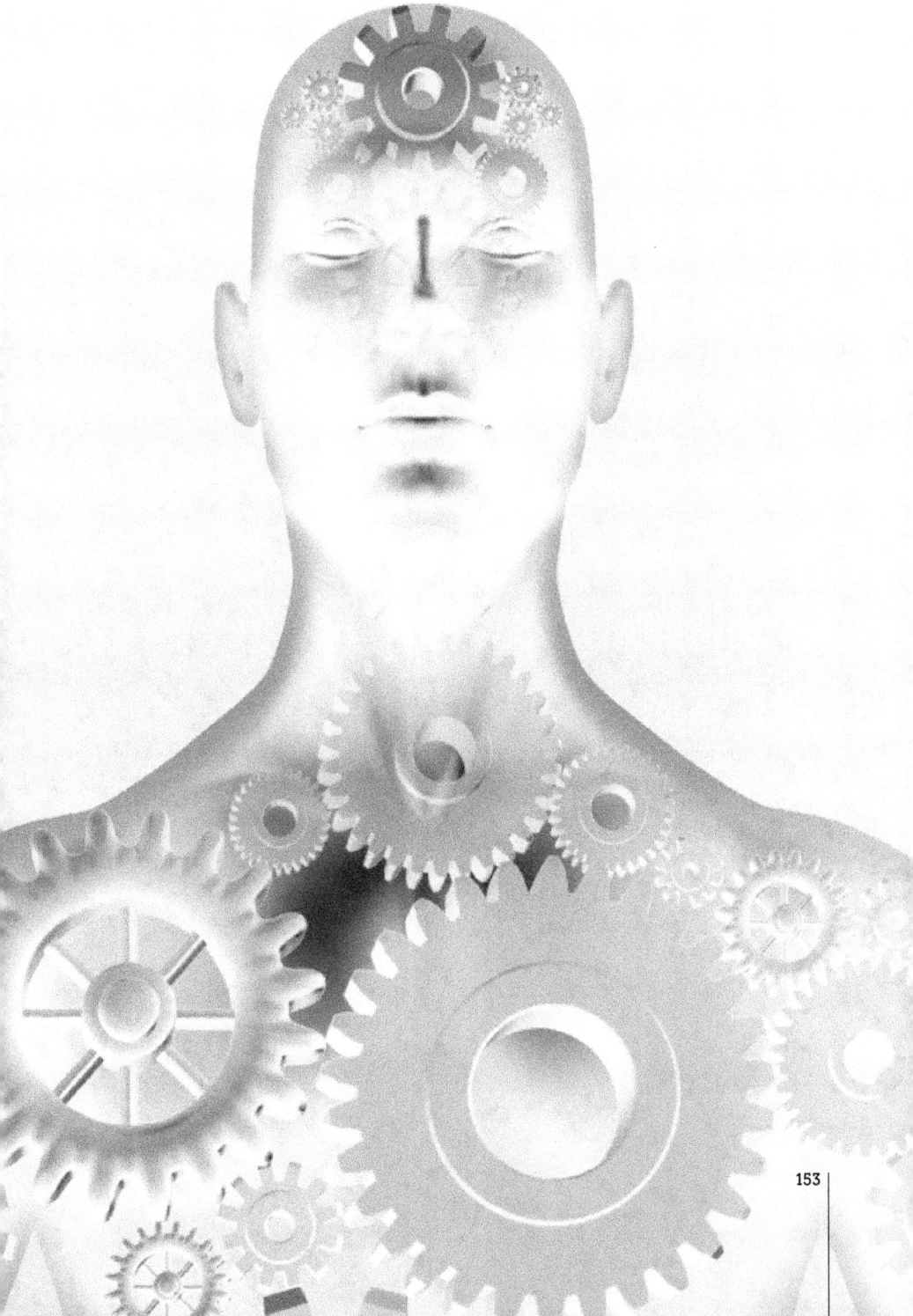

CAPÍTULO 6.
OTROS ASPECTOS CLAVE

LA MENTIRA DEL COLESTEROL

Como definición tenemos que el colesterol es una sustancia lipídica e insoluble en agua que nuestro propio cuerpo fabrica en el hígado o bien absorbe de la dieta. Pero no penséis que por dejar de comer alimentos ricos en colesterol vamos a reducirlo. En ese caso, el hígado producirá más para compensar este déficit y equilibrar los niveles que considera ideales. Dado que es el propio organismo el que la sintetiza, cada persona posee unos niveles intrínsecos y únicos, por ello el mero hecho de establecer unos mismos rangos para cada sujeto es un error y a la vez un gran negocio para la industria farmacéutica y su ímpetu en querer establecer valores de colesterol cada vez más bajos.

El colesterol es una molécula indispensable para la vida, desempeña funciones estructurales y metabólicas que son vitales para el ser humano. Se encuentra en la membrana plasmática de cada célula, en los tejidos y en el plasma sanguíneo. Las funciones más importantes son:

- **Función estructural:** es uno de los componentes principales de la membrana plasmática de las células, regulando las propiedades fisicoquímicas. También ayuda a reparar células dañadas y a la creación de células nuevas.

- **Antioxidante:** reduce la acción negativa de los radicales libres, evitando así un prematuro envejecimiento de las células.

- **Sintetiza la vitamina D:** ayuda a producir vitamina D mediante el derivado 7-dehidrocolesterol, gracias a la exposición solar sin cremas.

- **Regula y permite la producción de hormonas:** participa en la síntesis de las hormonas sexuales tanto femeninas como masculinas, también en la formación de hormonas corticosteroides fundamentales para el sistema inmunitario.

- **Ayuda a la digestión y a la limpieza del organismo:** en el hígado, el colesterol participa en el proceso de producción de la bilis, reciclando colesterol y depurando deshechos. Durante este proceso, el colesterol también ayuda a la asimilación de los alimentos, por lo que está directamente relacionado con una buena digestión.

Una vez vistas las funciones principales, debemos volver la vista atrás al inicio de este libro, a los estudios de Ancel Keys y sus siete países como uno de los responsables de toda esta auténtica mentira y este negocio que supuso para la industria farmacéutica el hecho de culpar al colesterol de las enfermedades cardiovasculares.

Según la medicina actual, los rangos en los que debemos estar para que el colesterol total sea considerado «saludable» son inferiores a 200 mg/dl para el colesterol total y menores de 130 mg/dl para las lipoproteínas de baja densidad (LDL, por sus siglas en inglés). La primera paradoja la tenemos con estos límites numéricos que acabáis de ver, pues no han parado de descender con el paso de los años. Cuando los medicamentos llamados estatinas aparecieron, los niveles de colesterol rondaban los 300 mg/dl, posteriormente los límites acordados fueron alrededor de 240 mg/dl y finalmente los que tenemos ahora. Estas reducciones constantes en los límites se iban produciendo a medida que la pirámide nutricional se imponía y los carbohidratos junto con los procesados empezaban a ser la base de la alimentación mundial. Justo cuando la mala alimentación y sobre todo el estado de inflamación crónica de la sociedad moderna comenzaron a disparar los casos de infartos o eventos cardiacos. Pero para la mayoría de científicos basados en los estudios de Keys, financiados por la farmacia y la poderosa industria alimentaria, ¿cuál era el motivo de tantas enfermedades cardiovasculares? Pues el colesterol, quién si no. Vender estatinas como churros era un negocio redondo.

Conviene saber que en el año 2004 se establecieron los actuales límites y que en Estados Unidos se llevó a cabo dentro del Programa Educativo Nacional sobre el Colesterol (NCEP, por sus siglas en inglés). Pues bien, 8 de los 9 miembros del comité tenían vínculos económicos con la industria farmacéutica. Ya se sabe que dejar de comer comida basura, dejar el alcohol o hacer ejercicio no reporta beneficios, pero vender estatinas sí.

La segunda paradoja la tenemos en que el colesterol no puede medirse. Lo que nos miden en nuestra analítica de sangre son lipoproteínas transportadoras de lípidos, porque recordad que el colesterol no es soluble en la sangre y necesita una especie de «barcos transportadores» llamados lipoproteínas, que son las que nos miden. Como os decía, tenemos lipoproteínas de baja densidad (LDL), muy baja densidad (VLDL), de alta densidad (HDL) o de densidad intermedia (IDL). Los quilomicrones y las VLDL transportan

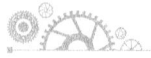

triglicéridos y la metabolización de las VLDL origina las IDL y LDL. Las LDL transportan la mayoría del colesterol plasmático a los tejidos extrahepáticos. Las HDL movilizan el colesterol de los tejidos periféricos hacia el hígado, donde se recicla o se elimina en forma de colesterol libre o sales biliares. El metabolismo de las lipoproteínas puede ser regulado por receptores nucleares que regulan la expresión de genes del metabolismo de triglicéridos y de las apolipoproteínas.

Por tanto, es otro error llamar colesterol a todas aquellas partículas transportadoras de ácidos grasos, sin tener en cuenta lo que llevan dentro, el estado en el que se encuentran o la salud de las arterias por las que fluye. Para que se entienda bien, supongamos que la sangre es el mar, las lipoproteínas son los barcos y el colesterol junto con otros ácidos grasos son los pasajeros. Cuando ocurre un naufragio (infarto), ¿quién tiene la culpa? Obviamente nunca los pasajeros, la culpa naturalmente será del estado de los barcos y del estado de la mar. Pues aquí sucede igual, pretenden controlar el nivel de colesterol sin poder ni siquiera medirlo.

Poca gente tiene en cuenta que un patrón dietético como es el de la alimentación ancestral basada en alimentos de origen animal aumenta el número de lipoproteínas transportadoras. ¿Por qué? Por el simple hecho de que al dejar de alimentarte de azúcar, pasas a utilizar el combustible de la grasa de forma óptima. Una alimentación basada en nuestro diseño hace que aumenten las necesidades de transporte de lípidos para poder utilizar esta energía. Cuando por contra nos alimentamos a base de carbohidratos o azúcar, el colesterol desciende automáticamente debido a que no necesita transportar tanta grasa como fuente de energía al disponer cada poco tiempo de glucosa fácil y rápida que puede utilizar sin necesidad de movilizar ácidos grasos. Por esta razón, una dieta baja en carbohidratos o cetogénica hará que los niveles de lipoproteínas aumenten a niveles más elevados que con la dieta moderna. Siempre a niveles individuales según cada persona y que el organismo se encarga de regular.

Entonces ¿el consumo de grasa no provoca infartos? Rotundamente no, tampoco el consumo de grasa saturada como se ha pensado siempre. En la bibliografía de este libro tenéis numerosos estudios y metaanálisis donde podéis comprobar que es totalmente falso. De hecho, en un interesante estudio llevado a cabo en 2017, publicado en la prestigiosa revista *The Lancet* y titulado «Asociaciones de la ingesta de grasas y carbohidratos con enfermedad cardiovascular y mortalidad en 18 países de los cinco continentes», desarrolló un trabajo elegante con el seguimiento a las ingestas alimenticias de 135 335 personas durante 10 años, en 18 países distintos. El resultado fue revelador, pues la alta ingesta de carbohidratos es la que se asoció con un mayor riesgo de mortalidad. La ingesta de grasa no tuvo relación con las tasas de mortalidad. Pero lo mejor fue, sin duda, que el mayor consumo de grasas saturadas fue asociado de forma inversa con el accidente cardiovascular.

Por tanto, no debemos temer a las grasas saturadas porque son necesarias para vivir con salud. Nos ayudan a aumentar las lipoproteínas HDL (el mal llamado colesterol bueno) que lleva el colesterol sobrante u oxidado al hígado para su reciclaje y también ayudan a mejorar el patrón de las partículas LDL que tengamos. El tipo de patrón de estas lipoproteínas está empezándose a tener en cuenta por la medicina para determinar con algo más de exactitud el riesgo cardiovascular que pueda tener un paciente. Existen partículas LDL de «patrón

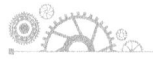

B» que son más pequeñas, densas y aterogénicas. Digamos que tienen forma de perdigón, por lo que son más proclives a la oxidación y también a quedarse infiltradas en el endotelio (capa que separa el tejido arterial, capilar o venoso de la sangre) y provocar enfermedades cardiacas. En cambio, las LDL de «patrón A» son más grandes y esponjosas, fluyen mucho mejor y son más inofensivas. Por tanto, las injustamente demonizadas grasas saturadas ayudan a generar más patrón A y menos patrón B.

Como podéis ver a continuación, en la ilustración 1.6 vemos la evolución de las muertes por problemas cardiovasculares. Estas siguen creciendo imparables de manera inversamente proporcional a la reducción de grasas en la dieta, pero a una velocidad similar a la que aumenta el consumo de carbohidratos, procesados o alcohol. ¿A cuántos de nuestros abuelos les parecía un auténtico crimen retirar el tocino de la carne o del jamón curado y a cuántas personas hoy en día les parece un crimen comer ese tocino? Son las propias instituciones oficiales da salud las que nos dicen que no comamos grasa, que comamos todo desnatado y que comamos muchos carbohidratos. Seguro que os hacéis una idea de por dónde van los tiros.

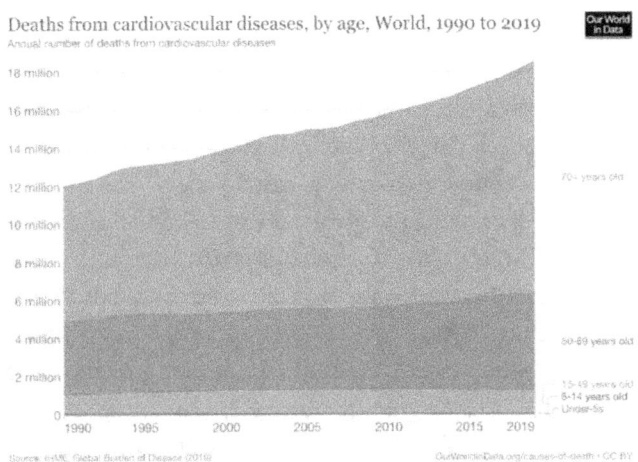

Ilustración 1.6. Crecimiento de las muertes por problemas cardiovasculares desde 1990 hasta 2019. Fuente: IHME.

Una vez descartado lo que no provoca infartos, nos centramos en los factores que sí los provocan:

- **La oxidación y la inflamación crónica** son los principales causantes de enfermedades cardiacas. Todos sabemos que cuando nos damos un golpe la zona afectada se enrojece y se inflama, el cuerpo reacciona aumentando el flujo de sangre y enviando citoquinas para resolver el problema de inflamación aguda. Sin embargo, cuando por otros motivos sostenidos en el tiempo como el estrés, el sedentarismo, la obesidad, el consumo excesivo de carbohidratos y procesados, las radiaciones, los tóxicos, etc., generamos una inflamación crónica de bajo grado, esta se vuelve poco visible a simple vista, pero resulta ser un asesino silencioso en toda regla. Llevando ahora el problema al caso del

colesterol; cuando las partículas de LDL se oxidan, por ejemplo, debido a uno o varios malos hábitos ya descritos en este libro, estas partículas quedan adheridas al endotelio vascular y aparece la inflamación como proceso de reparación del problema de la misma forma que ocurría cuando nos dábamos el golpe. Nuestro sistema inmune envía monocitos, que son los que liberan las mencionadas citoquinas proinflamatorias. Los propios monocitos actúan como macrófagos (células fagocitarias) que devoran al invasor, en este caso las partículas de LDL oxidado. Como la oxidación e inflamación es continua, los macrófagos acaban reventando literalmente de comer tanto LDL y liberando lo que se conoce como placa arterial. Si la inflamación se detiene aquí, el cuerpo genera un tipo de muros o cicatrices llamados «placa estable» para contener estas vetas de grasa. Sin embargo, cuando la inflamación es crónica, en un intento desesperado el organismo formará coágulos sanguíneos para detener todo este proceso *in extremis*; estos coágulos son los que, en ese intento de contención, acaban provocando un tapón que impide el paso de la sangre y por ende del oxígeno, desembocando en el temido infarto.

- **El azúcar, siempre en el lado enemigo.** Sin duda, los procesos anteriormente descritos de oxidación e inflamación están estrechamente relacionados con el azúcar. Los carbohidratos son inflamatorios de por sí y un consumo elevado y continuo genera todavía más inflamación debido a la hiperinsulinemia que acarrea. Como hemos visto, uno de los verdaderos problemas de los accidentes cardiovasculares es la inflamación, por tanto, aquí tenemos otro de los responsables principales. Otro problema que genera el consumo elevado de carbohidratos es el aumento de los triglicéridos en sangre. ¡No es el consumo de grasa!, sino el de azúcar, el que genera este problema debido a que las células solo saben utilizar glucosa, pues no tienen tiempo de quemar grasa. La cual queda flotando en la sangre sin un destino claro. Los triglicéridos son la unidad energética ideal, pero siempre y cuando la sepamos utilizar. Por ello, los triglicéridos elevados en sangre son realmente un marcador de riesgo cardiovascular para tener muy en cuenta, que indica resistencia a la insulina. Podemos evaluar o hacernos una idea del posible riesgo que tengamos teniendo en cuenta una simple fórmula matemática: triglicéridos/HDL. El resultado de esta división debe ser cuanto más bajo, mejor, idealmente menor de 2. Todo lo que sea superior a 2 ya supone cierto riesgo. Además, valores elevados en este resultado también nos da pistas sobre el patrón LDL que tengamos. Este se acercará más al «patrón B», pequeño, denso y aterogénico cuanto mayor sea el cociente de la división. Más allá de la generación de nueva grasa e inflamación que provoca el azúcar, hay otro detalle importantísimo para tener en cuenta y es que cuando abusamos de los carbohidratos, el azúcar resultante se adhiere a las proteínas y se produce el fenómeno llamado *glicación*. Cuando las proteínas quedan glicadas por el azúcar, se transforman en moléculas grandes y muy pegajosas, son tóxicas y acaban por agotar nuestro sistema inmune. Además, se adhieren con mucha facilidad a las paredes arteriales y provocan la reacción de nuestro sistema inmune y todo el proceso de generación de placa arterial que vimos en el punto previo.

- **La hipertensión.** En realidad, este problema es también derivado del consumo de azúcar, ya que genera niveles elevados de insulina, lo que provoca reabsorción renal de sodio y por tanto retención de líquidos. La tensión arterial se calcula multiplicando el volumen sistólico por la resistencia vascular sistémica. Cuando nuestras arterias se endurecen debido a la hiperinsulinemia, a la resistencia a la insulina o la obesidad, causadas por el exceso de azúcar, se produce un aumento crónico de las hormonas del estrés y hormonas antidiuréticas. Ya sabemos que es el mecanismo natural de defensa que nuestro cuerpo tiene ante el estrés, pero ante un evento de estrés puntual y no crónico. Si el estrés se vuelve anormal y constante, todos estos sistemas de defensa se vuelven en nuestra contra y provocan un estrechamiento y endurecimiento arterial que hace que la sangre, que además aumentó de volumen por la retención de líquidos constante, tenga dificultades para circular y se produzca otro riesgo cardiovascular más. La medicina actual trata a los pacientes hipertensos retirándoles la sal, pero esto simplemente es un parche que no ataca el origen del problema. Al recetar fármacos en forma de diuréticos o eliminar el sodio de la dieta, lo único que se consigue es maquillar el dato de la tensión reduciendo el volumen, pero sin curar la enfermedad. Todo lo contrario, debido a los problemas añadidos que supone el uso de estos medicamentos o las dietas pobres en sodio. Recordemos que el sodio es un mineral fundamental e imprescindible para la vida. Entre otras funciones, participa en la transmisión nerviosa y función muscular, regula el pH (equilibrio ácido-base) y el equilibrio electrolítico, realiza funciones de transporte en la membrana celular, participa en el correcto funcionamiento del corazón, permite la entrada de yodo en la tiroides... y sobre todo no es el causante de la hipertensión arterial. En las mujeres embarazadas, esta patología es peligrosa, se denomina preeclampsia y suele aparecer en aquellas personas que tienen cierta resistencia a la insulina y han tenido problemas en las pruebas de azúcar (test de O'Sullivan), que, por otro lado, es otro más de los sinsentidos de la medicina contemporánea. Lo ideal sería que cualquier persona, y más una mujer embarazada, comiese en función de diseño humano y así directamente no existirían los problemas de azúcar en sangre o preeclampsia. Pero ya que eso hoy en día es una utopía, sería sencillo que al menos las mujeres gestantes fuesen aconsejadas por su médico para comprar un glucómetro, que cuesta realmente poco, o parches de medición continua de glucosa para controlar sus niveles y no tener que someterse a pruebas donde tienen que ingerir auténticos venenos. Disponer de un aparato de medición de azúcar en sangre es totalmente recomendable, no son para nada caros y pueden ser de gran utilidad no solo durante el embarazo. Además, todos sabemos la cantidad de dinero que gastamos en nuestros bebés en forma de ropas, complementos o utensilios de todo tipo a cuál más caro y que en ocasiones no llegan ni a utilizarse. Pues, en mi opinión, invertir en salud los poco más de 20 € que cuestan debería ser algo prioritario.

- *El desequilibrio de ácidos grasos omega 3 y omega 6.* Para concluir con los aspectos más relevantes para tener en cuenta y evaluar el riesgo de sufrir una enfermedad cardiaca, este desequilibrio entre ácidos grasos termina de cerrar el círculo. Ya comentamos en el capítulo 3 este peligroso desequilibrio existente hoy en día en la población por culpa de la ingesta de aceites refinados de semillas como el de maíz, girasol, colza, etc., la ingesta excesiva ingesta de frutos secos, sobre todo fritos, margarinas vegetales, granos y cereales. Otro alimento que hoy en día nos aporta exceso de grasas omega 6 es la carne de aquellos animales engordados únicamente a base de piensos compuestos, que provoca ciertos cambios en el perfil lipídico. Todo ello le resta espacio al rico omega 3 presente en los pescados y mariscos, con lo que la ratio decanta la balanza peligrosamente hacia el lado inflamatorio. El consumo elevado de omega 6, además de la propia inflamación que causa, genera otro problema adicional y es que se va acumulando en las membranas de las lipoproteínas LDL y quedan altamente expuestas a la oxidación vía radicales libres. Recordar lo fácilmente oxidable que son estos ácidos grasos cuando los exponemos a los malos hábitos. También sabemos lo que sucede cuando este LDL se expone a la oxidación: comienza todo el proceso inflamatorio que acaba generando la arteriosclerosis. Hoy en día está muy mal visto consumir mantequilla de vaca por su alto contenido en grasas saturadas, sin embargo, la margarina la recomiendan las asociaciones como la Fundación Española del Corazón, verlo para creerlo.

ANTINUTRIENTES Y LECTINAS, CEREALES Y LEGUMBRES

Las legumbres y los cereales integrales son la base de la pirámide nutricional oficial, pero también la base de las enfermedades modernas. No solo por el contenido en azúcares, que también, sino por la gran cantidad de antinutrientes y lectinas de las plantas y sus semillas.

Todos podemos imaginarnos a un animal defendiéndose del ataque de un depredador, pero ¿cómo lo hace un vegetal? Las plantas tampoco quieren ser comidas y para ello el método de defensa empleado es químico: a base de lectinas y antinutrientes. Ambas provocan enfermedades, intoxicaciones e indigestiones que le indican al depredador que no es una buena idea alimentarse de ellas. Las semillas son las que más problemas causan, pues, como bien sabéis, son el arma clave para su reproducción. Hay una excepción con ciertas frutas, a las cuales sí les interesa ser comidas cuando ya están maduras y con su semilla bien protegida mediante una buena cáscara. Seguro que todos sabéis que, si nos tragamos una semilla entera de alguna fruta, esta aparecerá intacta entre los excrementos. Las semillas con cáscara dura son resistentes a la digestión principalmente por dos motivos: por un lado, nuestro cuerpo detecta que es dura y que, además, puede acarrear intoxicación, eliminándola tal cual. Por otro lado, la naturaleza se asegura la supervivencia de estas especies protegiendo sus semillas mediante dicha cubierta y evitando así que los animales puedan digerirla. Gracias a ello, las mismas semillas quedarán esparcidas allá donde el animal quiera que vaya a hacer sus necesidades. Las frutas sin madurar poseen un sabor amargo y si se ingieren generan mayor grado de indigestiones principalmente por la mayor toxicidad que poseen. Son señales que el propio vegetal emite, ya que su

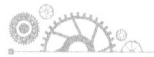

semilla, junto con la cáscara, está todavía en formación y la planta no quiere que su fruto sea engullido todavía.

Hay más datos curiosos aquí, por ejemplo, el del azúcar de la fruta. Sabemos que es fructosa en su mayoría y esta es otra relación de simbiosis entre depredadores y plantas que sí quieren ser comidas para esparcir su fruto en el momento idóneo. Como ya hemos desvelado, la fructosa a diferencia de la glucosa tiene un nulo poder saciante, ya que no eleva la insulina y tampoco la hormona leptina. De este modo el depredador puede comer fruta madura en la época correcta del año en abundancia. El animal ganará grasa corporal gracias a ello y la planta se asegurará la expansión de su especie. Simbiosis que hoy en día, con los hábitos actuales, se nos vuelve en contra.

Hay una diferencia con los vegetales cuyas semillas no poseen este caparazón tan duro, por lo general son plantas de ciclo verano-invierno como las gramíneas. A estas les interesa que sus depredadores no coman sus semillas, pero que tampoco las transporten, ya que sus intenciones son dejar caer las semillas en el mismo sitio donde han crecido, para asegurarse de que en el próximo ciclo vital la saga continúe. El método de defensa de este tipo de plantas es puramente químico, generando mayor o menor toxicidad en su depredador. Seguro que habréis escuchado aquella frase famosa que dice: «El ser humano es el único animal capaz de tropezar dos veces con la misma piedra», aquí se cumple a la perfección. ¿Cuántos de nosotros hemos comido legumbres u otras semillas como el ajo, que nos han sentado mal, que nos han llenado de gases, que nos han inflamado y nos han generado reflujos? Seguro que todos. Pero lo malo es que seguimos comiéndolas una y otra vez solo porque en la televisión nos dicen que son muy buenas o porque en un potente guiso, en el que vienen acompañadas de carne, pescado, grasas y decenas de ingredientes más, nos resultan sabrosas. Pasar un día malo o llegar a cronificar enfermedades solo por el hecho de tener que hacer caso a una persona con una bata blanca o por unos minutos de placer en forma de sabor intenso. ¿Dónde está nuestro instinto?, ¿nuestro sentido común? Todos los animales saben lo que les sienta bien y lo que les enferma sin necesidad de que otros de su especie les den lecciones salvo el ser humano. En vez solucionar el problema de raíz, inventamos un parche (como el omeprazol) para seguir comiendo basura, pero paliar los síntomas de ello cronificando la enfermedad.

Antinutrientes

Las sustancias o compuestos químicos que poseen los vegetales y que les sirven de defensa se llaman antinutrientes. Entre ellos tenemos los *fitatos*, que se encuentran presentes en la parte fibrosa de muchas plantas, incluidas las legumbres, los frutos secos y los cereales. Se localizan en este caso en las cubiertas externas: en el conocido salvado. De ahí que la moda actual de comer todos los cereales integrales no sea más que otro error más que añadir a la lista. ¡Qué sabios eran nuestros abuelos!, que no querían el pan integral (llamado pan negro en ciertas zonas de España) y solo comían pan blanco, habiendo eliminado previamente esa corteza que contiene todos los problemas para la salud. Ya desde la época de los egipcios se limpiaba la harina de las impurezas. Los fitatos son un tipo de antinutriente que puede inhibir enzimas digestivas como la amilasa, tripsina y pepsina, que son necesarias para romper en fracciones más pequeñas el almidón y las proteínas provocando indigestiones. También inhiben la correcta absorción de muchos minerales como el calcio, hierro, cinc, etc.

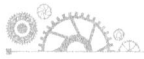

Los oxalatos. Son antinutrientes que actúan en defensa de las plantas. En este caso, tienen gran facilidad para unirse al calcio y formar las temidas piedras en el riñón. Al igual que los fitatos, también reducen la biodisponibilidad de minerales, especialmente calcio, hierro y zinc. Son hábiles uniéndose a otros minerales e impidiendo que el cuerpo los absorba correctamente, provocando deficiencias. Es la paradoja que os cuento en este libro sobre la biodisponibilidad de nutrientes en los vegetales. Pongamos el ejemplo en la cantidad de minerales o vitaminas de las famosas espinacas, muy ricas en calcio, pero también con alto contenido en oxalatos, lo que impide que el cuerpo absorba gran parte del calcio que contienen. Comer otras frutas y verduras altas en fibra al mismo tiempo que estas fuentes de oxalato agrava la situación y hay aún menos absorción de calcio, magnesio y zinc.

Los taninos. Son moléculas complejas formadas por grupos fenólicos, con gran capacidad de adherirse a las proteínas de la dieta, impidiendo su absorción, lo cual confiere a la planta la correspondiente protección contra herbívoros e insectos. Cierto es que hay estudios que les sitúan como beneficiosos por su contenido en antioxidantes, pero si una persona abusa o se alimenta únicamente de alimentos vegetales, el efecto que generarán estas moléculas, como en general todos los antinutrientes, será infinitamente peor para la salud que el beneficio que puedan generar como antioxidantes. Sin duda, es más importante absorber correctamente las proteínas que un supuesto efecto antioxidante. Algunos alimentos ricos en taninos son las uvas, manzanas, bayas, arándanos, sorgo, cacao, avellanas, nueces, etc.

Las saponinas de las legumbres. Estos fitoquímicos son tóxicos y provocan inflamación, indigestión o gases. Su nombre proviene del latín «sapo», que significa jabón, debido a que tiene propiedades similares. También interfieren en la absorción del hierro o de distintas vitaminas, dificultan la absorción de las proteínas, contribuyen a hiperpermeabilizar el intestino aumentando el riesgo de sufrir enfermedades autoinmunes. Algunos tipos de saponinas se ha comprobado que presentan actividad hemolítica, es decir, tienen capacidad para descomponer glóbulos rojos.

Goitrógenos. Estos antinutrientes deprimen la actividad tiroidea al impedir la correcta absorción tiroidea de yodo. Se encuentran en el brócoli, el mijo, la soja o los cacahuetes.

Lectinas

El arma más poderosa que tienen las plantas para su defensa son las lectinas. A todos nos suena el gluten porque tenemos algún conocido que es intolerante a esta lectina. En general, todos somos intolerantes a todas y cada una de estas proteínas pegajosas y tóxicas de molécula grande, que actúan como artefactos inteligentes para generar multitud de problemas. Están presentes en todas las semillas, legumbres, cereales, en la piel de las frutas, en las hojas, etc. Al comerlas, su destino es unirse a moléculas de azúcares (polisacáridos) y al ácido siálico presente en el cerebro, en las articulaciones, en el intestino, en las terminaciones nerviosas, en la sangre y en los líquidos corporales. Esto produce errores en la transmisión entre células, reacciones inflamatorias, toxicidad y un problema tan serio como la hiperpermeabilidad intestinal. Debido a que reduce la producción de mucosa intestinal y cambia la estructura de las vellosidades intestinales, aumentando la posibilidad de la fijación de virus y bacterias. Hay un primer síntoma que suele ser el aviso de que algo va mal: es la acidez de estómago y el reflujo. Esto es producido por el consumo rutinario de estas «malvadas» proteínas. Por eso es muy raro la persona que hoy en día, a partir de los 45 años, no está tomando antiácidos o protectores de estómago y no ha tenido algún episodio de gastritis.

¿Recordáis lo que os comentaba sobre el proceso de limpieza y refinado de la harina de trigo? La lectina más nociva es la WGA, conocida como la aglutinina del germen del trigo que también está presente en el resto de los cereales, en las legumbres, frutos secos y semillas, sobre todo en la cáscara o salvado. ¿Se pueden eliminar estos tóxicos? Pues hay ciertas técnicas culinarias que pueden ayudar en este proceso, como por ejemplo el proceso de remojo, tostado o cocinado en olla exprés. Sin embargo, nunca se eliminan del todo, por lo que al consumir a diario los productos que las contienen, estaremos ingiriendo altas dosis de estas sin poder remediarlo. Se da el caso de que, si cocinamos nuestra legumbre favorita en una olla exprés minimizando el contenido en tóxicos, pero comemos pan, fruta con la cáscara, cerveza, etc., al final estamos ingiriendo muchísimas cantidades diarias que nos conducirán a todos y cada uno de los problemas.

Hay otra cuestión añadida a todo esto, son los animales alimentados únicamente con pienso fabricado a base de cereales y soja transgénica. Pues las lectinas acaban pasando a la carne y nosotros ingiriendo esa carne. Es cierto que en cantidades ínfimas y por ello recomiendo el consumo carne, pues hoy en día, si no fuese por la ganadería intensiva, la mayoría de las personas no podríamos comer tal y como está todo montado. ¿Entonces es mejor la carne de pasto? Obviamente sí, sin duda. Pero siendo sincero y realista, la mayoría de las veces no podemos permitírnoslo y por ello es mucho mejor comer carne, aunque no sea de pasto, que comer a base de tofu y pizzas.

¿Qué defensas tenemos ante las lectinas? Disponemos de varios mecanismos para protegernos de ellas, entre los que destacan el moco que recubre todo nuestro tubo digestivo, desde la nariz hasta el ano. Esta mucosidad es realmente una barrera que permite envolver las lectinas para evitar que se dirijan a las células del revestimiento intestinal y lo traspasen provocando daños. El ácido del estómago es otra arma contra ellas, ya que es el encargado de digerirlas y descomponerlas, por ello es de vital importancia poseer un estómago ácido para que pueda hacer bien su trabajo. Hoy en día la mayoría de las personas adultas han alcalinizado su estómago a base de omeprazol y esto es lo que realmente genera indigestiones, acidez y reflujos. Precisamente por no poder digerir correctamente las proteínas. Disponemos también de bacterias beneficiosas que son parte de nuestro microbioma y que están destinadas a combatirlas. Importante por tanto tener una buena flora intestinal que nos ayude. Ampliaremos esta información en el apartado microbiota.

¿Cómo nos atacan las lectinas? Su principal objetivo son las células intestinales, aquellas donde tiene lugar la absorción de nutrientes como grasas, proteínas, azúcares, vitaminas o minerales. El tamaño de la mayoría de lectinas es mayor que el de los nutrientes que necesitamos, por lo que cuando nuestro intestino no tiene hiperpermeabilidad, la mucosa que sirve de revestimiento mantiene a raya a estas intrusas. Sin embargo, son muy correosas y tienen gran poder para abrir brechas en el epitelio, por lo que el consumo continuado acaba por separar las uniones herméticas. Cuando esto sucede y nuestro estado intestinal se vuelve hiperpermeable, las lectinas superan la defensa, bloquean el paso a vitaminas y otros nutrientes que dejan de absorberse y se dirigen hacia los tejidos o la sangre, provocando un estado de alerta en nuestro sistema inmu-

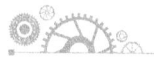

nitario que da órdenes para que almacenemos grasa ante el estado de emergencia en el que nos encontramos. Es algo así como guardar provisiones para la guerra y entre otras cosas, este es uno de los motivos por el cual los cereales son inflamatorios y engordadores. Que se lo pregunten a los pollos o cerdos de cebo. Pero aquí no acaba la cosa, pues tienen un alto poder de mimetismo molecular que puede generar confusión en nuestro sistema inmune, provocar reacciones y enfermedades autoinmunes como la enfermedad de Crohn, tiroiditis de Hashimoto, esclerosis múltiple, etc., una vez nuestra defensa (leucocitos) las detecta, pero también ataca por error a las proteínas y los tejidos equivocados, dada las similitudes de estas maestras del camuflaje. Por esas brechas abiertas ahora no solo entrarán lectinas, también bacterias perjudiciales, virus o lipopolisacáridos (LPS) que aumentarán el problema.

La WGA es la lectina más peligrosa. Su tamaño es mucho menor al del resto, por lo que al consumirla es capaz de atravesar nuestro intestino aunque no tengamos ningún tipo de problema de exceso de permeabilidad. La WGA actúa de forma similar a la insulina interfiriendo en la función endocrina y facilitando la lipogénesis. Bloquea la entrada de glucosa en las células musculares, interfiere en la digestión de las proteínas causando acidez, reflujo o indigestiones. Aumenta la oxidación al liberar radicales libres debido a la inflamación, causa problemas neurológicos al ser capaz de atravesar la barrera hematoencefálica (eje intestino-cerebro), interfiere en la replicación del ADN, favorece los problemas de huesos como la artritis, favorece los contagios por enfermedades infecciosas como la gripe, contribuye al endurecimiento de las arterias y a la consiguiente arteriosclerosis. Además, es un factor importante en el desarrollo de problemas de riñón. Sin duda es curioso como todas las personas a las que les recomiendo retirar de su dieta los cereales y las legumbres mejoran rápidamente de sus problemas en huesos y articulaciones. La explicación a este fenómeno no es otra que la afinidad que tienen las lectinas, y en concreto la WGA, de adherirse a los cartílagos y uniones óseas, lo que provoca el ataque de nuestro sistema inmune y, por consiguiente, el problema de inflamación y deterioro de nuestros propios tejidos.

Por todo esto, tenemos otro gran engaño con el tema de los cereales integrales que está tan de moda. Todo por un absurdo intento de rebajar el índice glucémico para maquillar mínimamente la velocidad a la que pasa a la sangre el azúcar. Pues bien, es necesario saber que el pan blanco contiene gluten, pero no contiene WGA. Recordemos que el gluten es una lectina de mayor tamaño que reporta menos complicaciones cuando su ingesta es muy esporádica, por lo que si queremos rellenar rápidamente nuestro depósito de glucógeno, es mejor elegir un pan lo más limpio posible. Aunque yo recomiende siempre tubérculos a ser posible.

¿Qué hay de los panes y productos sin gluten? Más de lo mismo o incluso peor. Los productos libres de gluten están hechos con grandes cantidades de azúcar y con otras lectinas más peligrosas que el propio gluten, derivadas de la soja transgénica, de legumbres, de maíz, avena y demás cereales o pseudocereales. Además, aquellos productos etiquetados como «libre de gluten» en la mayoría de los casos están hechos con transglutaminasa, que es un agente aglutinante para conseguir dar cohesión a los panes o por ejemplo a las hamburguesas. La transglutaminasa es un auténtico veneno que también es capaz de atravesar la barrera hematoencefálica e interferir en las conexiones neuronales, provocando enfermedades neurodegenerativas.

El problema añadido de las lectinas manipuladas. Sucede que en el mundo en el que vivimos, la globalización o la necesidad de encontrar mejoras en todos los aspectos también ha llegado a los cultivos. Esto ha provocado que cada año se lleven a cabo nuevos ensayos con semillas, granos, frutas, verduras, etc., híbridas y modificadas genéticamente, para permitir que sean más resistentes al transporte, más productivas, más resistentes a plagas o a las inclemencias del tiempo. Los responsables de estos experimentos insertan las lectinas de forma artificial para que cumplan con su cometido y mejoren la defensa de la planta. El resultado es que nuestro sistema de defensa es incapaz de detectarlas porque todavía no tiene información del «código de barras» de estas nuevas proteínas dañinas. El tiempo que ha pasado desde la aparición de la agricultura es muy pequeño en relación con nuestra existencia, pero es amplio en comparación a las semillas modificadas que aparecen cada año. Si no estamos todavía aclimatados a proteínas más antiguas como el gluten, imaginad el problema que nos causan las modificadas.

Como consejo: si eres intolerante al gluten y si no lo eres también, elimina del todo los cereales y legumbres, olvídate de productos como pan sin gluten y demás, porque de lo contrario nunca gozarás de una buena salud.

PROBLEMAS CON LOS LÁCTEOS

A menudo, muchas personas a las que ayudo me reportan problemas con los lácteos. Generalmente me dicen que son intolerantes a la lactosa porque se lo ha dicho su médico, eso sí, la mayoría sin ninguna prueba de por medio. Lo primero que suelo hacer es cambiar el tipo de lácteo y pautar fermentados, es decir, queso o yogures y a poder ser grasos. Para mí los lácteos desnatados no tienen ningún sentido, pues lo más interesante de ellos es la grasa junto con las proteínas. ¿Por qué lácteos fermentados? Pues debido a que en el proceso de fermentación la cantidad de lactosa (azúcar de la leche) y de caseína es menor por la actividad bacteriana, las cuales consumen gran parte de ambas. Si de esta forma no hay mejora, paso al siguiente punto, que es eliminar todos los productos lácteos de vaca y recomendar que estos sean de cabra o de oveja. Me atrevería a decir que un 90 % de las personas a las que he ayudado en esta situación han pasado a disfrutar de los quesos como nunca.

¿Cuál es el problema con la vaca? Una mutación espontánea, tal cual. Hace algo más de 2000 años, las vacas del norte de Europa empezaron a producir leche con beta-caseína A1 en lugar de beta-caseína A2, que es la que habían producido siempre. Este tipo de caseína, al digerirse, produce beta-casomorfina y es una proteína similar a las famosas lectinas. Capaz de unirse a los receptores opioides de nuestro sistema nervioso central o de inhibir la enzima dipeptidil peptidasa-4. Esta enzima regula el proceso digestivo, la función inmune, la percepción del dolor, la sensación de hambre, el crecimiento y la ayuda a la resolución de infecciones entre otros. También puede generar procesos inflamatorios en el organismo provocando la secreción de histamina, o lo que es peor, ciertos estudios han detectado que esta proteína es capaz de unirse a las células beta del páncreas productoras de insulina, pudiendo provocar reacciones autoinmunes y diabetes tipo 1, favorecer enfermedades cardiovasculares y autismo.

Otra mala noticia es que las vacas más resistentes y más productoras de leche son las que producen Beta-caseína A1,

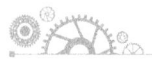

por lo que la leche empleada en la alimentación suele pertenecer a este tipo de razas originarias del norte de Europa, como la frisona, *ayrshire* o *shorthorn*.

CETOSIS NUTRICIONAL NO ES LO MISMO QUE CETOACIDOSIS

Dos términos totalmente distintos, que, sin embargo, muchos médicos siguen confundiendo hoy en día. He hablado con varios de ellos a lo largo de estos años y todos coinciden en una cosa: en los libros de texto de la carrera de Medicina apenas aparece una página para explicar el metabolismo de los cuerpos cetónicos. En realidad, unas escuetas líneas para explicar lo que es la cetosis nutricional. Quizás el problema esté en el origen de estos temarios, ya que alimentarse correctamente y generar un estado beneficioso y natural de cetosis cuando no comemos no genera ningún tipo de ingreso a ninguna industria. Pero comer cada 2 horas ya han visto que sí los genera. No solo por el hecho de tener que pasarnos el día consumiendo, sino por el hecho de que a la larga estaremos enfermando y comprando un sinfín de medicinas a lo largo de nuestra vida. Da que pensar.

Con lo que has leído en este libro, que simplemente es lo fundamental, ya sabes mucho más que cualquier médico que no se haya reciclado por su cuenta. Suena fuerte, pero es la verdad. En cualquier dieta pautada por nutricionistas o médicos «de la vieja escuela», el 60 % de las kilocalorías aportadas en la dieta corresponden a carbohidratos y nos recomiendan que estos sean integrales. Ya habéis visto que al final todo se traduce en azúcar para nuestro cuerpo con el inconveniente de todos los antinutrientes y lectinas inflamatorias y tóxicas de lo integral. Esto ocurre con todas las dietas que pautan a diabéticos. Cantidades de carbohidratos similares a los de una persona normal y haciendo hincapié, todavía más, en el tema de lo integral como si fuese la panacea. Estos carbohidratos complejos no dejan de ser almidones o azúcares polisacáridos que se transforman rápidamente en glucosa.

Para que nos hagamos una idea, el índice glucémico de un alimento es la velocidad con la que se transforma en glucosa en la sangre. El valor referencia es el de la propia glucosa con 100. El del pan, ya sea blanco o integral, ronda el 70. Mientras que el del azúcar blanco de mesa o sacarosa (también el del azúcar moreno) está entre 70 y 80. Fijaos lo que significa para un diabético la ingesta de pan, prácticamente lo mismo que ingerir azúcar de mesa a puñados. Pero esto no acaba aquí, seguro que todos recordamos etiquetas de productos típicos de desayuno que chocolatean la leche, de cuya marca no quiero acordarme. Últimamente han apostado por el mismo producto, pero cambiando el azúcar por la maltodextrina y así en su etiqueta, ponen de forma más que negligente: «sin azúcares añadidos». Para que entendáis un poco mejor toda esta triquiñuela, debemos saber que la maltodextrina la usan los deportistas que compiten para aportar hidratos de carbono de forma rápida y sin que les cause problemas estomacales, es decir, para conseguir un vaciado gástrico rápido. Supongo que estáis imaginando lo que significa, ¿no? Por si acaso, os explico que la maltodextrina se obtiene de la hidrólisis del almidón de maíz, trigo, arroz, etc., y que tiene un índice glucémico de entre 85 y 105. Sí, habéis leído bien, superior al del azúcar blanco de mesa.

Otro engaño más es el de los edulcorantes. Los acalóricos tienen poderes endulzantes 200 veces más potentes que el azúcar común, con los problemas que genera a nivel cerebral, además de los daños en la microbiota. Mención aparte tienen los edulcorantes como el maltitol, muy utilizado en galletas, chocolates y todo tipo de productos procesados. Este edulcorante en concreto se produce al hidrogenar la maltosa del trigo, cebada, maíz, etc., por lo que de nuevo nos engañan. Su índice glucémico ronda el 40.

Cetoacidosis

El diabético tipo 1 (en adelante DT1) es aquella persona que generalmente, por alguna enfermedad autoinmune o bien por genética, su páncreas no produce insulina o produce muy poca cantidad. Esta situación supone que deba administrarse insulina vía subcutánea para controlar el azúcar en sangre. Cuando se produce una situación de deficiencia de insulina unida a niveles exagerados de glucosa en sangre, debido a la ingesta de carbohidratos, debido a algún tipo de infección, estrés o simplemente porque la persona (generalmente niño o adolescente) todavía no había sido diagnosticada, pues se produce lo que se conoce como cetoacidosis:

- Por un lado, la glucosa queda elevada en la sangre y no puede entrar en las células de músculos o corazón ante la falta de insulina. El cuerpo entra en estado de alerta y responde fabricando gran cantidad de cuerpos cetónicos como alternativa energética.

- Por otro lado, el cerebro y otros órganos que no utilizan el transportador GLUT4 (único dependiente de insulina), se alimentan de glucosa a toda costa para intentar reducir los peligrosos niveles alcanzados. Pensad que una persona con este problema puede alcanzar niveles de 500 mg/dl, lo que genera una situación peligrosa que el organismo quiere resolver rápidamente. En presencia de tanta glucosa, se bloquea la utilización de cuerpos cetónicos que van acumulándose cada vez más. Como no hay ni rastro de insulina que pueda bloquear la creación de cetonas, el glucagón o las catecolaminas aumentan todavía más si cabe el azúcar en sangre, como respuesta a la situación de estrés que se está sufriendo y la espiral crece.

Los pacientes DT1 temen ante todo los bajones de azúcar o hipoglucemias. Es precisamente por ello por lo que les recomiendan dietas altas en carbohidratos pensando que así tendrán energía suficiente y podrán jugar con las inyecciones de insulina para regular, con un amplio margen, su glucosa en sangre. Esta situación nos lleva a que los niveles de azúcar sean siempre muy elevados, de forma crónica, generando todos los problemas que ya sabemos: inflamación, hipertensión, glicación de proteínas, obesidad, etc.

¿Qué es lo ideal para un DT1? Recuperar la flexibilidad metabólica, es decir, volver a ser capaces de utilizar ese motor híbrido que todos tenemos al nacer. De forma que seamos capaces de utilizar cuerpos cetónicos y mantener la glucosa estable. Esto sin duda se consigue gracias a una dieta basada en el diseño humano, muy baja en carbohidratos, moderada en proteínas y elevada en grasas de origen animal como ya sabéis. Manteniendo este estilo de alimentación y eliminando por completo la dieta moderna, el paciente podrá controlar mucho mejor las dosis de insulina necesarias, ya que no es lo mismo tener que lidiar con la glucemia que provoca una comida con pan, pasta y fruta, que hacerlo con una comida basada en una verdura y una buena porción de carne con su grasa y sus proteínas.

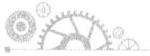

Pacientes con DT2

Los pacientes con diabetes tipo 2 (en adelante DT2) son totalmente diferentes a los anteriores. Estos sí disponen de un páncreas que produce insulina, sin embargo, la carga de comidas azucaradas desde niños ha desbordado las células de glucosa generando una resistencia de estas hacia la insulina. Para que lo entendáis bien, visualicemos una persona habituada al alcohol: esta persona está ya acostumbrada y necesita más dosis de esta droga para notar los efectos. Mucho más sensible será una persona que nunca consuma bebidas alcohólicas. Pues con la insulina pasa similar, el páncreas debe producir cada vez más insulina al ver que las células no reciben correctamente la glucosa, lo que provoca una auténtica espiral. ¿Entonces por qué se trata a los DT2 pinchándoles precisamente más insulina? Esta es la pregunta del millón. Es difícil encontrar alguna lógica a este razonamiento, pero la respuesta es la de siempre: poner el parche. Es decir, al suministrar más insulina conseguimos a la fuerza bajar el nivel de glucosa salvando al paciente de unos niveles tóxicos, que es el objetivo de los médicos. Sin embargo, siguen sin atacar el origen del problema. Más bien todo lo contrario, agravándolo y generando además una creación de grasa nueva y numerosos problemas metabólicos. La medicina y médicos de hoy en día están muy preparados y son increíblemente buenos salvando vidas *in extremis*, una vez se ha desencadenado la enfermedad, con el peor escenario. Sin embargo, son nefastos en lo esencial e importante: EVITAR QUE ESA ENFERMEDAD Y DESENLACE APAREZCAN.

Resulta que un DT2 es una persona que ha enfermado por el exceso de carbohidratos en su dieta y su dieta siguen siendo carbohidratos mezclados con más insulina, justo esa hormona que sus células rechazan por estar ya más que saturadas. Es algo así como pautar cerveza a un alcohólico.

Cetosis nutricional

Ya habíamos explicado en otro capítulo el mecanismo tan valioso, sanador y elegante de nuestro cuerpo durante el ayuno. Quiero añadir que este estado natural y sanador de cetosis nutricional también puede alcanzarse al llevar a cabo una alimentación baja en carbohidratos. Los datos nos hablan de que la cantidad de glúcidos no deberían sobrepasar mucho más de los 50 gramos diarios. Aunque aquí habría que valorar muchas cosas como el peso de la persona, su actividad física, etc. No es lo mismo que una persona sedentaria coma 50 gramos de hidratos de carbono para mantenerse en cetósis, a que lo haga una persona que entrene a diario dos horas intensas. Probablemente el deportista tendrá un margen mucho más alto dado su desgaste y su metabolismo. Además, en deportistas cetoadaptados que coman carbohidratos en torno al entrenamiento, el estado de cetosis vuelve fácilmente si las comidas de su día a día son «alimentos de humano».

Muchos estudios avalan las dietas bajas en carbohidratos o cetogénicas para patologías como la diabetes, la epilepsia o el cáncer. Pero como podréis comprobar cuando hayáis leído este libro y lo hayáis aplicado a vosotros mismos, seguir este estilo de vida trae la salud para todo tipo de personas. Pensemos por un momento que si una persona con patologías, es decir, una persona cuya salud no está funcionando bien es capaz de revertir la enfermedad y recuperar el bienestar solo cambiando sus hábitos alimenticios; mucho más fácil lo tendrá aquel otro sujeto que se encuentre sano y que simplemente tenga un pequeño desajuste hormonal o metabólico.

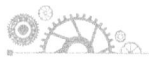

El estado de ayuno o la alimentación baja en carbohidratos hace que consigamos quemar grasa a velocidades de vértigo y además crear estos cuerpos cetónicos (en adelante CC). Recuperaremos la flexibilidad metabólica perdida y seremos capaces de oxidar bien glucosa o bien grasa proveniente de los triglicéridos de forma eficiente. Además, optimizamos la gluconeogénesis (creación de glucosa nueva) a partir del glicerol, para usarla por aquellas células que la requieran o para almacenar glucógeno en los músculos y así estar listos para un próximo esfuerzo o entrenamiento intenso. Esto último es inviable en deportistas no cetoadaptados, los cuales, acostumbrados a rellenar sus depósitos con glucosa exógena, quedan huérfanos cuando no llega ese aporte azucarado de la dieta, sufren hipoglucemias o pájaras y no son capaces de moverse en ayunas. Recuperar la flexibilidad metabólica perdida lleva un proceso de entre 2 y 6 meses mínimo. Dependiendo de cómo lo hagamos. Tener un cerebro y un cuerpo cetoadaptados es lo fisiológicamente perfecto para nuestra salud.

¿Cómo sabemos que estando en cetosis nutricional, no alcanzaremos la cetoacidosis diabética por exceso de cetonas? Esta es una pregunta muy buena y que seguro que muchos de vosotros os habéis hecho. La respuesta es más sencilla de lo que podáis creer:

- El primer punto es que, en estado de cetosis nutricional, la glucosa está en niveles bajos. Justo al revés de lo que sucedía con la cetoacidosis diabética, que se caracteriza por unos niveles muy elevados.
- El segundo punto clave lo tenemos con la glucosa, que, al estar tan baja, el cerebro se alimenta de los CC como energía alternativa, manteniendo estable el nivel de los mismos en la sangre y sin subir nunca por

encima de 5 mmol/l. En el caso de la cetoacidosis, se acumulaban peligrosamente, ya que el cerebro consumía solo glucosa, entre otras cosas para bajar esos niveles tan exagerados.

- Cuando estas concentraciones de CC suben por encima de 5 mmol/l, un páncreas sano es capaz de liberar cierta cantidad de insulina para reducir la formación de nuevos CC en el hígado, inhibir en cierta medida la lipólisis y que aumentar la eliminación de CC por la orina. Manteniendo todo bajo control.

Estos mecanismos naturales en una persona sana no ocurren en un paciente con DT1.

EL CÁNCER ES UNA ENFERMEDAD METABÓLICA

En 1931 el fisiólogo alemán Otto Warburg recibió un Premio Nobel de Medicina por diversos hallazgos que situaban al cáncer como una enfermedad metabólica. Entre otros hallazgos, descubrió que las células cancerígenas recurren a la glucólisis anaeróbica, incluso en presencia de oxígeno, para proliferar. Esta situación no dejaba de sorprender por aquel entonces, ya que una célula sana en presencia de oxígeno utiliza la fosforilación oxidativa para generar energía en forma de ATP, porque este método es superior en cuanto a cantidad de energía creada, dando lugar a 36 moléculas de ATP por cada molécula de glucosa. En cambio, con la glucólisis anaeróbica tan solo se producen dos moléculas de ATP por cada una de glucosa. En 1956, en un trabajo de investigación titulado «Sobre el origen del cáncer», Warburg defendió que las mitocondrias dañadas de las células cancerosas se ven obligadas a recurrir a la glucólisis debido precisamente a que su sistema de respiración celular está dañado. Esto las lleva a fermentar glucosa en enormes cantidades para sobrevivir y proliferar generando grandes cantidades de ácido láctico. El ácido láctico es el producto que aparece cuando se oxida glucosa con baja presencia de oxígeno, cuyo metabolito es el lactato y que a menudo asociamos con esa quemazón en los músculos al hacer un ejercicio muy intenso. Pues bien, Warburg también descubrió que las células tumorales consumían diez veces más glucosa y generaban hasta sesenta veces más ácido láctico (que posteriormente convertían en lactato) que las células normales. Fueron sin duda descubrimientos y trabajos brillantes que todavía hoy en día se tienen en cuenta y se siguen estudiando. De hecho, hay una prueba llamada «PET Scan» (tomografía por emisión de positrones) en la cual se miden las cantidades de glucosa que consumen las células del cuerpo. Las células cancerosas, además de hacerlo en mucha mayor cantidad, lo hacen más rápido; de forma que se consigue determinar en qué partes del organismo existe más actividad y localizar los puntos donde se encuentran las células malignas.

Warburg nos ofreció las principales pistas sobre el origen y desarrollo del cáncer que luego otros científicos fueron investigando profundizando. Por ejemplo, se descubrió que las células cancerígenas no recurrían a la fermentación de glucosa debido a un sistema de respiración dañado, sino que elegían deliberadamente hacerlo. Tal como dijo el científico Jason Fung, elegir la glucólisis en vez de la fosforilación oxidativa era como poner el motor de una cortacésped a un flamante coche deportivo. ¿Por qué lo harían entonces? La clave reside en la cantidad y la velocidad a la que las células malignas hacen uso del azúcar. Obviamente es un proceso menos eficiente, pero mucho más rápido, con lo cual en el tiempo en el que una célula sana en presencia de oxígeno genera 36 moléculas de ATP a partir de 1 de glucosa, la cancerosa es capaz de conseguir 22 de ATP, consumiendo 11 de glucosa. Como veis, en abundancia de nutrientes, la vía del oxígeno ya no es tan ventajosa. Sé que estáis pensando que 36 sigue siendo superior a 22, obviamente es así, pero ¡aquí viene la importancia del ácido láctico! Cada molécula de este ácido puede convertirse en una de ATP, por lo que ahora ya tendríamos al cáncer generando 44 moléculas de ATP a la misma velocidad que una célula sana genera 36. ¡Eso sí!, con el requisito fundamental de tener que consumir 10 veces más glucosa. Pero ¿qué importa este requisito hoy en día? Con la mayor parte de la población mundial obesa y con niveles de azúcar en sangre disparados, el cáncer se mueve y se replica con toda facilidad. De ahí que la clave sea literalmente «matarlo de hambre» privándole del combustible que necesita: el azúcar.

El efecto Warburg, por tanto, no es un error metabólico, sino un gran aliado para el cáncer, y es que aún hay más. El mencionado ácido láctico genera todavía más ventajas debido a que, al producirlo en gran cantidad durante la glucólisis, las células cancerígenas vierten parte de este compuesto para acidificar más el entorno e impedir que las células sanas sobrevivan. Las células normales viven en un entorno cuyo pH ronda 7,3, mientras que el ambiente ácido generado por las cancerosas puede estar incluso alrededor de 6,5, lo que acaba produciendo daños y finalmente la apoptosis de las primeras. El ácido láctico provoca también inflamación, el ambiente ácido degrada la matriz celular sana y causa daños. Nuestro cuerpo actúa cuando hay inflamación para solucionar el problema y cicatrizar la herida. La secreción de factores de crecimiento es necesaria para esa cicatrización, pero, en este caso, esta es otra circunstancia que aprovecha el cáncer para seguir proliferando de forma ininterrumpida. Además de mitigar la respuesta inmunitaria, favorece la angiogénesis (formación de nuevos vasos sanguíneos) que posibilita la expansión de nuevos tejidos y el crecimiento del tumor.

Por ello el ayuno y la dieta cetogénica, en ese orden, son los mejores aliados para combatir la enfermedad o evitar que aparezca. ¿Por qué en ese orden? Debido al otro combustible que las células cancerosas pueden fermentar para sobrevivir: la glutamina. Esta es un aminoácido no esencial (nuestro cuerpo puede fabricarla a partir de otros aminoácidos), se encuentra en grandes cantidades en los músculos del cuerpo, así como en la sangre y es necesaria en la síntesis de proteínas. La glutamina se emplea también en la biosíntesis del glutatión, el antioxidante más importante que fabricamos. Como veis, es muy importante, pero, como todo, en su correcta medida. Cuando comemos muchas veces, sucede que no solo aportamos azúcar, sino también proteínas, con lo cual estamos sobreestimulando la vía mTOR y aportando dosis continuadas de glutamina (que se encuentra en los alimentos proteicos) facilitando que las células cancerosas tengan disponibilidad de nutrientes. Por ello os decía que el orden debe ser el ayuno y después la dieta cetogénica, ya que lo que realmente mata de hambre al cáncer es el ayuno. Como siempre, el equilibrio correcto entre comer correctamente y ayunar de forma consciente es lo más efectivo.

La insulina como pieza clave en el cáncer

Como vamos comprobando, todo está conectado en nuestro cuerpo, tanto para bien como para mal. Los detectores de nutrientes son otro claro ejemplo de lo útiles y necesarios que son para tener una correcta salud siempre y cuando los usamos de forma correcta, tal como la naturaleza nos ha diseñado. Sobreestimularlos o hacer un uso incorrecto generará múltiples problemas y el cáncer es uno más.

La insulina es uno de los principales detectores de nutrientes, es una hormona almacenadora y también es un factor de crecimiento importante. Hay numerosa bibliografía científica que asocia mayor probabilidad de desarrollar cáncer cuanto más alta es la persona, al igual que cuanto más obesa es. Un famoso estudio en el Reino Unido, llamado el Estudio del Millón de Mujeres, concluyó que las mujeres más altas eran casi un 40 % más propensas a desarrollar cáncer. Esta enfermedad, al igual que muchas otras, está relacionada con el crecimiento y la proliferación excesiva, y aquí la insulina como factor de crecimiento es una de las claves.

La sociedad moderna sufre de una hiperinsulinemia generalizada a la vez que sufre una epidemia de casos de cáncer. Para determinar estos niveles de insulina puede llevarse a cabo la «prueba de péptido C». Esta prueba mide un residuo que queda en la sangre tras el proceso de producción de insulina. La literatura científica nos indica que los niveles elevados de péptido C y, por ende, de insulina actúan como un enorme potenciador del cáncer. Un conocido estudio prospectivo con 33 000 mujeres y un seguimiento posterior de 10 años demostró que aquellas mujeres con niveles más elevados de este péptido tuvieron más de un 75 % de posibilidades de padecer cáncer de colon durante el seguimiento. No solo me remito a personas con hiperinsulinemia y que generalmente asociamos con gente obesa. A menudo me encuentro con muchos deportistas con niveles elevadísimos de HB1AC (hemoglobina glicosilada), con niveles elevados de insulina y prácticamente prediabéticos. Que por ser deportistas y estar delgados piensan que están sanos y son indestructibles. Nadie por el hecho de ser delgado y deportista queda al margen de las enfermedades metabólicas y por eso estudios como el de Tetsuro Tsujimoto en 2017 demostraban que el riesgo de mortalidad por cáncer en personas no obesas con hiperinsulinemia se disparaba un 250 % respecto a las que no presentaban hiperinsulinemia. Otro estudio en Taiwán, con una cohorte de 92 500 personas y un seguimiento de 17 años en pacientes diabéticos, arrojó unos resultados en la misma línea; pues el uso de insulina fue un factor determinante de muerte por cáncer. ¿Sabéis cuál fue otra de las causas de muerte más importantes? ¡La hipertensión!, sí, otra enfermedad metabólica causada por el consumo de azúcares y la hiperinsulinemia.

Más estudios científicos con mujeres nos demuestran cómo la hiperinsulinemia y el sobrepeso son un factor de riesgo elevado en el desarrollo del cáncer. Otro estudio de Marc J. Gunter en 2015 demostraba que la probabilidad de padecer cáncer de mama en mujeres con peso normal (IMC menor de 25), pero con hiperinsulinemia, duplicaba el riesgo.

El descubrimiento de la enzima PI3K (fosfatidilinositol-3-cinasa) fue el factor que relacionó definitivamente a la insulina con el cáncer. Esta enzima transmite señales a las células implicadas en la multiplicación celular. Niveles altos de PI3K incrementan el crecimiento celular y favorecen la aparición del cáncer y se sabe que lo que más estimula esta enzima es precisamente la insulina. Si echamos un vistazo rápido al metabolismo, nos damos cuenta de que la insulina se activa cuando comemos y que precisamente nuestras células pueden crecer cuando hay nutrientes disponibles para ello. La insulina activa la PI3K y también activa la vía mTOR, que como como ya dijimos en un capítulo anterior, también estimula el crecimiento celular. Comer muchas veces al día, no solo me refiero a hacerlo 5 veces, que ya es muchísimo, sino a hacerlo quizás más de 10, es una locura. Sé que me diréis que soy exagerado, pero ahora pensad lo que hace la mayoría de la población: desayuno, unos cuantos cafés con leche y azúcar durante la mañana, almuerzo, caramelos, chicles, *snacks*, comida, chucherías a media tarde, merienda, refrescos, más cafés o infusiones azucaradas o edulcoradas, cervezas, más picoteo, cena y después recena con un lácteo y algo de picar. ¿Cuántas veces hemos elevado la insulina a lo largo del día? Hacer 5 comidas y además pasarse el día picando significa activar los detectores de nutrientes innumerables veces, generando caldo de cultivo para que las células crezcan. Cuantas más veces se repliquen, más probabilidades de error en la transcripción celular y más probabilidades de desarrollar cáncer. Comer pocas veces al día, pero con suficiente contundencia y densidad nutricional, es alimentarse de forma inteligente, es seguir el patrón correcto: «comer-almacenar-usar lo almacenado». Alimentarse en función de cómo estamos diseñados se vuelve indispensable.

Desde la década de 1990 hasta la actualidad, hay numerosos estudios científicos que demuestran estas implicaciones. Uno de ellos muy reciente publicado en octubre de 2022 en Stem Cell Reports, demostraba que alteraciones relacionadas con la PI3K estaban detrás de distintos tipos de cáncer y cardiopatías, también descubrieron que la PI3K aumenta de forma notable en tumores avanzados y puede estar implicada en el mantenimiento del fenotipo de las células madre del cáncer de pulmón que inician la metástasis. Otros anteriores, ya demostraron que estas alteraciones también estaban detrás de distintos tipos de mutaciones, cáncer de mama o de colon.

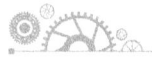

El cáncer, por tanto, es sinónimo de crecimiento. Ya hemos visto que hay más probabilidades de desarrollar dicha enfermedad en personas con mayor envergadura. Hay más factores que aseveran todo esto, pues la hormona de crecimiento (en adelante GH) es la responsable de estimular al hígado para que este secrete otra hormona similar a la insulina, llamada IGF-1 o factor de crecimiento insulínico tipo 1. Se ha demostrado que, en enfermedades como el enanismo, la principal causa no es un nivel bajo de GH durante la pubertad; sino que esta no es capaz de producir IGF-1 por culpa de una mutación en el receptor. Los casos de cáncer entre estas personas con estatura anormalmente baja no superan el 1 %. Además de la GH, adivinad qué otra hormona estimula la producción de IGF-1: La insulina. Hasta un 247 % más de probabilidades de padecer cáncer de colon tenían los sujetos con IGF-1 elevada en un estudio llevado a cabo en 2002 en Suecia. Datos similares en otro estudio prospectivo de 1999 y publicado en la prestigiosa revista *Journal of the National Cancer Institute* y titulado «Prospective Study of Colorectal Cancer Risk in Men and Plasma Levels of Insulin-Like Growth Factor (IGF)-I and IGF-Binding Protein-3».

En el lado opuesto al crecimiento tenemos la escasez. En ausencia de nutrientes habrá niveles bajos de insulina y por tanto no existirá la señalización para que tenga lugar la proliferación celular. Aquí aparece la también estudiada vía AMPK, necesaria para el correcto equilibrio y salud. Obviamente cuantas menos veces comamos en el día y cuanto más real sea nuestra comida, menos elevaciones o picos de insulina tendremos, mejor salud y menor riesgo de todo tipo de enfermedades. No se trata de que estemos 10 días seguidos sin comer, se trata de tener equilibrio, espacio para alimentarnos bien y espacio para descansar y descomponer la energía almacenada. Comer cuando toca, comidas contundentes para saciarnos y no pasar hambre, respetar el tiempo entre ingestas hasta que sean nuestras hormonas las que nos digan que volvemos a tener hambre de comida de humano. Siguiendo este patrón todo será mejor y más sencillo.

¿Cuál es la causa del cáncer?

El cáncer no comenzó a tener cierta relevancia como enfermedad hasta bien entrado el siglo XX. Antes de esa época había otro tipo de enfermedades infecciosas, la neumonía o la tuberculosis, etc., que realmente eran los mayores quebraderos de cabeza para la salud pública. No fue hasta mediados de dicho siglo, cuando empezó a aumentar la esperanza de vida y las hambrunas (en países desarrollados) empezaron a ser historia para dar paso progresivamente a los periodos de abundancia actuales y a la proliferación de la industria alimentaria. Todas estas mejoras, sin duda, nos han permitido evolucionar, pero también han traído de la mano el aumento desmesurado de las enfermedades metabólicas como el cáncer, que es una de las enfermedades más temidas hoy en día. Por todo lo explicado y al contrario de lo que suele pensarse, el cáncer no es una enfermedad genética como tal, sino una enfermedad metabólica, ya que todas las enfermedades relacionadas con el crecimiento lo son. El cáncer crece porque no puede dejar de comer y come porque no puede dejar de crecer.

A pesar de que mucha gente todavía piensa que el cáncer se hereda, tan solo en torno al 5 % de todos los casos de cáncer son genéticos. La teoría de que el origen de esta enfermedad reside estrictamente en el ADN no es del todo correcta. Sería mucho más apropiado referirnos al origen con la palabra **epigenética**. ¿Qué es la epigenética? Son cambios en la estructura

química del ADN por determinados hábitos, conductas o exposiciones a distintos tipos de elementos carcinógenos. Es decir, el ADN es único en cada uno de nosotros, pudiendo jugar un papel importante para que la enfermedad se desarrolle. Pero el ADN se puede dañar, pueden darse errores en la transcripción durante nuestra vida y, por ello, lo que realmente jugará a favor o en contra para que la enfermedad acabe desarrollándose o no son nuestros hábitos a lo largo del tiempo.

Todas estas circunstancias tienen algo en común:

- La exposición a químicos como el tabaco, las drogas, el alcohol o el amianto.

- La sobreexposición crónica a distintos tipos de radiaciones, incluidas las de los teléfonos móviles.

- Ciertos virus como el del papiloma humano, Helicobacter pylori o hepatitis.

- Los malos hábitos alimenticios modernos.

- La exposición prolongada a la luz azul artificial.

- La alteración de los ritmos circadianos y los trastornos del sueño.

Todas ellas, además de estar asociadas con la aparición de distintos tipos de cáncer, también tienen otro punto en común: **provocan daño mitocondrial y estrés oxidativo**. Cuando las mitocondrias (centrales energéticas de nuestras células) se dañan y son disfuncionales, tiene lugar en el organismo una gran oxidación celular debido a los radicales libres del propio oxígeno utilizado para generar energía. Estas moléculas de oxígeno y combustible, al no poder ser utilizadas correctamente, se acumulan en las células causando los daños. Esta oxidación va destruyendo más mitocondrias y se convierte en una espiral que acaba dando lugar a las mutaciones en el ADN, convirtiéndose en una de las principales causas del cáncer. Por tanto, las mutaciones son la consecuencia y no el origen de la enfermedad.

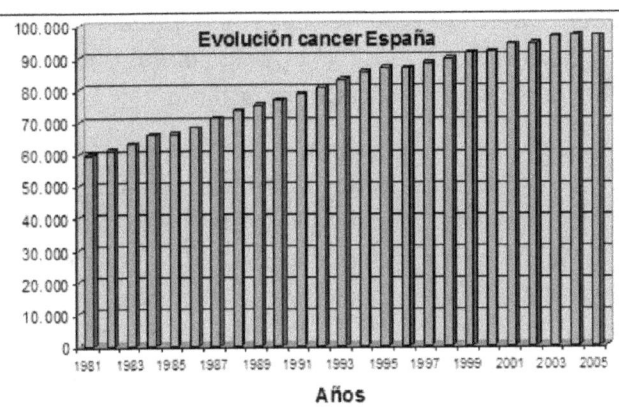

Ilustración 2.6. Evolución de las muertes por cáncer en España, de 1981 a 2005. Fuente: Ministerio de Sanidad. https://www.sanidad.gob.es/

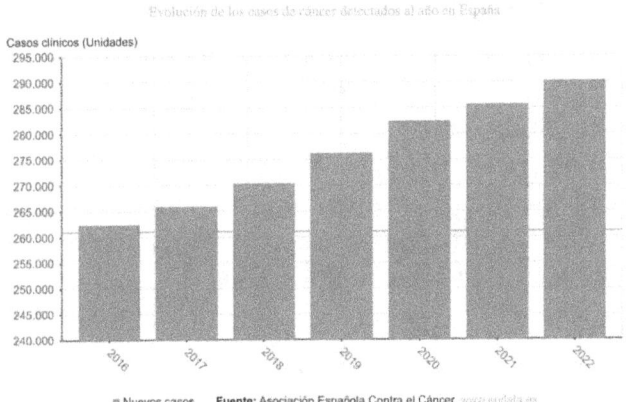

Ilustración 3.6. Evolución de los nuevos casos de cáncer detectados en España, de 2016 a 2022. Fuente: Asociación Española Contra el Cáncer

LA IMPORTANCIA DE LA MICROBIOTA Y LA SALUD INTESTINAL

La microbiota, conocida comúnmente como flora intestinal, es todo el conjunto de microorganismos que colonizan nuestra piel, el aparato digestivo (incluida la boca) o el aparato genital. Más completa todavía es la palabra microbioma, que engloba también todos los genes, metabolitos y el entorno que rodea a la mencionada microbiota.

Estas bacterias, virus, mohos, hongos, protozoos y demás microorganismos vivos colonizan nuestro organismo desde el vientre materno y sobre todo desde el momento del nacimiento. La forma de nacer (parto vaginal o por cesárea) afecta al desarrollo de la microbiota en los recién nacidos, quedando condicionado el estado de salud del bebé en edades posteriores. Hasta tal punto, que los bebés nacidos mediante cesárea necesitan hasta 6 meses para poder desarrollar un microbioma y un sistema inmune plenamente funcional. Posteriormente, con el paso de los años, la composición de todo este conjunto de microorganismos vivos va cambiando en cada una de las etapas de nuestra vida: infancia, adolescencia y edad adulta.

La relación microbiota-organismo es simbiótica, nosotros les ofrecemos un lugar donde alojarse y vivir, mientras que los más de cien billones de microbios que conforman todo este sistema, nos protegen frente a enfermedades y patógenos, nos ayudan a metabolizar los alimentos o a eliminar toxinas y materiales extraños. Profundizando un poco más en ello, muestro a continuación de forma resumida, las principales funciones de la microbiota:

- Protección frente a bacterias, virus y demás microorganismos nocivos que pueden provocar enfermedades. La microbiota ejerce de barrera biológica y protege al organismo de los mencionados patógenos. También de ciertos carcinógenos, de metales y químicos tóxicos que penetran en nuestro interior, así como de cualquier partícula de suciedad.

- Contribuye a la regulación del metabolismo y el balance energético. Produce vitaminas como la K o vitaminas del grupo B. Es capaz de obtener energía de ciertos alimentos que nosotros no somos capaces de hacer, debido a que carecemos de ciertas enzimas para ello. Fermenta la fibra para que podamos convertirla en ácidos grasos de cadena corta y de este modo obtener energía.

- Regula y mantiene el sistema inmune. Entre el 70 % y el 80 % del sistema inmune se encuentra en el intestino y depende de la microbiota.

- Regula la secreción de hormonas como la insulina o de neurotransmisores intestinales.

Cuando el equilibrio en nuestra microbiota es perfecto, todo fluye bien y tenemos salud; nuestros huéspedes están contentos, mantienen a raya a los microbios nocivos. Generan hormonas como la serotonina que nos aporta tranquilidad y nos ayuda a crear melatonina, que favorece un buen descanso nocturno. Dentro del intestino, nuestras bacterias amigas se ubican en los revestimientos mucosos que recubren el epitelio, formando una barrera de protección. El epitelio es un tapiz formado por los enterocitos que permite la entrada de nutrientes y rechaza el paso a las lectinas, virus, lipopolisacáridos (LPS) o bacterias enemigas.

Cuando se producen alteraciones en la microbiota, ya sabéis, debido a los múltiples factores ya tratados en este libro como la mala alimentación, sedentarismo, estrés, consumo excesivo de medicamentos como antiinflamatorios, antiácidos o antibióticos, etc., se rompe el equilibrio. Nuestros microbios buenos sufren, se debilitan y empiezan a perder la batalla frente a los microorganismos malos. Como decía el doctor S. R. Gundry: sucede de la misma forma que cuando un barrio es tomado por una banda de delincuentes que se apodera del mismo. Los malhechores se hacen fuertes y empieza una espiral destructiva que desemboca en la enfermedad. El principal origen de las enfermedades autoinmunes es la hiperpermeabilidad intestinal, conocida como síndrome del intestino permeable. Cuando nuestra microbiota se deteriora, falla el sistema inmune y las mucosidades protectoras también. Todos los elementos nocivos campan a sus anchas y acechan la barrera epitelial provocando que las uniones estrechas llamadas *tight junctions*, que son las que permiten el paso de los nutrientes, queden más abiertas de la cuenta y sean aprovechadas por los intrusos.

Un sinfín de enfermedades como la diabetes tipo 1, enfermedad de Crohn, tiroiditis de Hashimoto, esclerosis múltiple, colitis ulcerosa, artritis reumatoide, fibromialgia, esclerosis sistémica, psoriasis, artrosis degenerativa, etc., son enfermedades autoinmunes cuya causa radica en la hiperpermeabilidad intestinal. Cuando todas las bacterias y microorganismos nocivos son capaces de atravesar el epitelio, aparece el concepto de «mimetismo molecular». Digamos que los intrusos tienen una estructura molecular similar a las de muchas proteínas presentes en células sanas. ¿Qué sucede a continuación? Nuestro sistema inmune ataca a estos intrusos de forma generalizada, y en numerosas ocasiones confunde patrones de dichas proteínas, por lo que destruye células de nuestro propio cuerpo causando cualquiera de las enfermedades mencionadas. Tal y como decía Hipócrates, famoso médico griego que seguro que os suena: «Toda enfermedad tiene su origen en el intestino». La buena noticia es que el intestino permeable nos avisa con síntomas como el dolor, la inflamación, las indigestiones o los gases. Por tanto, si no hemos desarrollado una enfermedad grave, podemos sanarlo recuperando unos buenos hábitos en general y alimenticios en particular, antes de que sea demasiado tarde.

El eje intestino-cerebro

El nervio vago es la conexión nerviosa más importante entre el intestino y el cerebro, llevando a cabo una comunicación directa. Se ha demostrado que nuestras enemigas llamadas lectinas, sobre todo la WGA y también los LPS, además de ser capaces de abrir brechas intestinales y colarse en nuestro organismo a través de la sangre, pueden hacerlo también utilizando el nervio vago, llegar a nuestro cerebro y atravesar la barrera hematoencefálica. Un intestino disfuncional y estropeado permitirá el paso de estas proteínas nocivas y los lipopolisacáridos hasta nuestras neuronas. Todo esto explica que, además de las enfermedades autoinmunes ya descritas, el intestino permeable es uno de los orígenes de enfermedades neurodegenerativas como el párkinson, esclerosis múltiple, problemas mentales como la depresión o la esquizofrenia. Está demostrado que un gran porcentaje de pacientes con problemas psicológicos tienen problemas intestinales y han abusado de medicamentos y antibióticos.

Por otro lado, los niños tienen mayor riesgo debido a que su sistema inmune todavía se está desarrollando. Dietas con altas ingestas de lectinas (legumbres, cereales integrales, semillas, etc.) se relacionan con SIBO (sobrecrecimiento bacteriano intestinal) y también con enfermedades como el autismo, la epilepsia o el TDAH (déficit por atención e hiperactividad).

Muchos de estos niños presentan indigestiones, gases, barrigas inflamadas y obesidad. Síntomas de que algo no funciona bien en el tubo digestivo. En cuanto al TDAH, los consumos elevados de azúcar en la dieta de los niños, tan frecuente hoy en día, unido al empeño de los gobiernos mundiales en reducir el consumo de la carne, generan graves deficiencias de vitaminas del grupo B. En general, una dieta rica en azúcares refinados y almidones tiende a agotar las vitaminas del cuerpo y a la vez genera una gran adicción. Los niños con TDAH tienen una conducta todavía más adictiva debido a que tienen déficit de dopamina, siendo este neurotransmisor el que está implicado en todos los mecanismos de recompensa del cerebro.

Otros elementos no tan conocidos que destrozan tu microbiota

Hay algunos aspectos que suelen pasar desapercibidos, bien porque desconocemos sus efectos nocivos o porque no les damos suficiente importancia, pero también dañan nuestro equilibrio microbiano:

- Los antiinflamatorios no esteroideos (AINE): son de uso prácticamente indiscriminado hoy en día. A la mínima que nos duele algo ya recurrimos a ellos. ¿Cuántas veces después de estar todo el día en la oficina, acabamos con dolor de cabeza? Seguro que muchas veces. ¿Cuántos días hemos optado por dar un paseo o hacer ejercicio para recuperarnos? Y ¿cuántas veces hemos optado por tomarnos un ibuprofeno? Seguro que sabéis la respuesta de la mayoría: lo fácil. Esa píldora mágica que, a la larga, resulta no ser tan mágica. Estos medicamentos lesionan todo el entramado mucoso donde se aloja la microbiota, causando la cascada de problemas que hemos descrito.

- Los antibióticos: el sobreúso de estos medicamentos es un problema doble. Por un lado, todos estos antibióticos de amplio espectro funcionan mediante un bombardeo en alfombra. Es decir, eliminan toda bacteria ya sea buena o mala. Es una opción necesaria cuando nos encontramos ante un tipo de infección bacteriana que puede ser grave si no se trata. Pero es totalmente perjudicial en la mayoría de los casos en los que se usa hoy en día. Cuando acudimos al médico a por la píldora mágica al encontrarnos un poco enfermos, en muchas ocasiones nos recetan estos medicamentos para combatir enfermedades como catarros o gripes. Esto es un grave error, pues las infecciones víricas no pueden combatirse de otra forma que no sea mediante analgésicos que únicamente calmen los síntomas. Los virus se han de superar y no pueden destruirse con medicamentos destinados a matar bacterias. Lo que conlleva este mal uso es que además de destruir nuestra microbiota, genera un problema de resistencia. Usarlos a menudo y de forma indiscriminada provocará que, cuando realmente tengamos un problema bacteriano, la infección se nos complique debido a que el efecto no será el deseado por la reducción de la eficiencia.
- Los antiácidos: hemos hablado de ellos como uno de los medicamentos de moda que más daño causan debido a que alcalinizan nuestro estómago. Cuando el estómago pierde la acidez, además de provocarnos indigestiones al no ser capaces de digerir correctamente los alimentos, tendremos otro problema añadido; las bacterias enemigas que deberían morir gracias a los ácidos estomacales se encuentran con un entorno benévolo que les permite sobrevivir y proliferar a sus anchas por el tubo digestivo, causando todos los problemas que podéis imaginar.

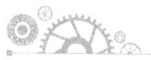

- Disruptores endocrinos: son elementos que no solemos dar la más mínima importancia, pero que nos afectan negativamente y de forma importante. En este apartado incluimos los numerosos químicos utilizados en la conservación de productos, plásticos (bisfenol A, S o ftalatos), cremas para la piel, cremas solares, desinfectantes alcohólicos, pastas dentífricas con flúor, herbicidas, pesticidas, ondas electromagnéticas de móviles o wifi (afectan a la fertilidad) y un largo etcétera.

- Edulcorantes artificiales: otro disruptor que afecta de forma muy importante a nuestra microbiota y que la mayoría de las personas que optan por su consumo lo hacen como si bebiesen agua. El hecho de que no contienen calorías transmite un efecto de falsa tranquilidad, convirtiéndolo en producto de uso diario. Los efectos son realmente nocivos.

- La sobreexposición a la luz azul: interfiere en los ritmos circadianos confundiendo a nuestro organismo y haciéndole pensar que vivimos en un verano sin fin y que son las doce del mediodía constantemente. Esto provoca que almacenemos grasa permanente, pues ya sabéis que nuestros genes forjados en la escasez identifican el verano como la estación del año donde más abunda la comida y que nos permite aumentar las reservas corporales para sobrevivir al duro invierno. Esta longitud de onda que emiten todo tipo de dispositivos electrónicos estimula la secreción de cortisol (hormona del estrés) y la de grelina (hormona del hambre) para, precisamente, conseguir dicho propósito.

- Niveles de vitamina D: es una pandemia real. El déficit de vitamina D se ha convertido en un grave problema sobre todo por la falta de exposición solar sin cremas. El abuso de estas, además de ser un potente disruptor, nos impide la correcta absorción. Unos niveles bajos afectan directamente a nuestro sistema inmune.

- Los alimentos modificados genéticamente: terminamos el repaso con los cereales como la soja, trigo, maíz, etc., modificados genéticamente. Los resultados de la mayoría de estudios con estos alimentos indican que pueden causar algunos efectos tóxicos hepáticos, pancreáticos, renales o reproductivos y pueden alterar los parámetros hematológicos, bioquímicos e inmunológicos. Sin duda, uno de los motivos de todas estas reacciones adversas lo encontramos en que estas modificaciones genéticas se llevan a cabo en laboratorios, mejorando las semillas para que estas sean más resistentes a plagas o a enfermedades y que, además, sean más productivas. ¿Cómo se lleva a cabo todo esto? Aportando a las plantas nuevas lectinas que las hagan resistentes, pero totalmente nuevas y agresivas para nuestro intestino. Además, se ha demostrado también que aumentan el IGF-1. Como recordaréis, se trata del factor de crecimiento insulínico tipo 1, cuyos niveles elevados favorecían la aparición de distintos tipos de cáncer.

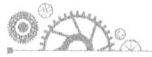

CAPÍTULO 7.
BREVES RECOMENDACIONES

Espero y deseo que el libro os sirva para aprender o para reaprender. Pensad que mucho de lo que memoricé en los estudios oficiales no me sirvió más que para plantearme las deficiencias de un temario nocivo para nuestra salud. Lo que aquí he contado son las bases de aquello que utilizo para restablecer la salud de muchísimas personas que me contactan y que recuperan su mejor versión, sin ninguna duda. Precisamente por eso, me veía obligado a escribir este libro. Al fin y al cabo, no pretendo convencer a nadie de nada, tampoco digo que haya que seguir todo a rajatabla, pues es cierto que en muchas ocasiones nos veríamos obligados a vivir totalmente apartados de la sociedad y tampoco es eso.

¿Qué consejos os puedo ofrecer?

Sinceramente, lo más importante que os puedo decir es que olvidéis las recomendaciones oficiales, que comáis comida real y eliminéis los procesados, solo así descubriréis un nuevo mundo de sabores reales. El hecho de comer con hambre de verdad se convertirá en una situación de disfrute, alejada de todos aquellos conceptos de dietas restrictivas en las que nos obligan a pesar los alimentos o a controlar todo lo que comemos para no engordar. Todo eso debe hacerse solo cuando la comida no es comida, sino comestibles creados por la industria. La comida real no genera esos episodios de ansiedad, no requiere contar calorías, pasar hambre o hacer restricciones.

El ejercicio físico es otro pilar básico que no debería realizarse por ocio, sino por obligación. De la misma forma que comemos, dormimos o hacemos nuestras necesidades, deberíamos ejercitarnos de forma regular para tener salud. ¡Si puedes, muévete en ayunas!

Qué decir de la exposición solar, debéis tomar el sol siempre que podáis, con la menor ropa posible y siempre sin cremas solares que contienen químicos nocivos. Procurad hacerlo durante todo el año aprovechando cualquier momento y cualquier rayo de sol para generar ese callo solar que nos permita obtener todos los beneficios. Con esto no quiero decir que una persona que no tome el sol prácticamente en todo el año se vaya a la playa y se ponga 4 horas seguidas al sol de verano y sin ningún tipo de protección. Ese tipo de exposiciones que, lamentablemente, son habituales en muchas personas hoy en día, no tienen sentido alguno por muy envuelto en crema que vayas. Sería algo así como no haber hecho ciclismo en la vida y de buenas a primeras meternos una ruta de 5 horas, eso sí, con la mejor bici. Esa no es la idea que quiero transmitir, sino perder el miedo al sol poco a poco y con constancia.

La cena tardía por la noche es uno de los errores más graves, comed de día siempre que podáis. A menudo me encuentro personas que me dicen que les resulta imposible; lógicamente nadie es perfecto y todos tenemos compromisos que nos impiden en ocasiones cumplir nuestra rutina. Pero si al menos cumplimos siempre que podemos, nos llevaremos gratas sorpresas en forma de salud. Siempre hay estrategias para alimentarnos de una u otra forma. Por ejemplo, si vemos que llegaremos tarde a casa o que realmente es imposible cenar de día, intentar adelantarla todo lo que podamos para irnos a dormir con la digestión hecha ya será un gran paso.

No temas a las grasas de origen animal, piensa que tal como os cuento en este libro, ha sido nuestro pilar en la alimentación. El estilo *low carb* o bajo en hidratos de carbono es la mejor arma para garantizar nuestra salud. Reduce los hidratos de carbono todo lo que puedas y déjalos para momentos puntuales en torno al deporte y sobre todo épocas estivales. La grasa y la proteína de origen animal deben ser la base de la alimentación. Piensa que la fruta no es tan saludable como la pintan y si no nos movemos mucho, solo nos producirá inflamación y ganancia de grasa corporal. Olvida por completo aquello de 5 piezas diarias de fruta.

El ayuno debe formar parte de tu vida. Con ello no quiero decir que hagas ayunos exagerados de 24 horas todos los días. Debes escuchar a tu cuerpo y comer con hambre real, alimentos reales preferentemente de día. Recuerda que a las siete de la mañana es complicado tener hambre como para comer un bistec con unas verduras y un par de huevos. Por ello una cena temprana y una comida cuando nos aparezca la sensación real de hambre siempre nos permitirán disponer de un mínimo de 14 horas de descanso para nuestro tubo digestivo. Hay gente que piensa que el ayuno es estar toda la mañana sin comer y *des-ayunar* al llegar de trabajar, a veces a las tres o las cuatro de la tarde. Este es otro de los errores, puesto que, sobre todo en invierno, casi estaremos haciendo nuestra primera ingesta al anochecer, interfiriendo en los ritmos circadianos. Una buena opción en estos casos sería una ingesta sobre las once o las doce de la mañana y cenar sobre las cinco de la tarde. Para mí sería lo óptimo, pero, claro, no todo el mundo lleva o puede llevar los mismos horarios. Hay otras personas que durante la mañana no tienen hambre, pero pueden permitirse comer a la una del mediodía y cenar temprano, otras que pueden llevarse la comida al trabajo y escuchar a su cuerpo. Pero, recuerda, siempre hay opciones para hacerlo lo mejor posible.

Qué decir del colesterol que no se haya dicho ya. Unos niveles más elevados de lo normal son perfectamente lógicos cuando nos alimentamos como requiere nuestro diseño. Si usamos las grasas como combustible prioritario, será normal tener más elevadas aquellos transportadores de lípidos que nos miden en las analíticas. Nada de esto debe suponer un problema siempre y cuando tengamos niveles bajos de triglicéridos en sangre (preferiblemente inferiores a 100 mg/dl), no tengamos inflamación y tengamos unos niveles de azúcar en sangre cuanto más bajos mejor, junto con unos hábitos saludables. Hay marcadores como por ejemplo la homocisteína o la proteína C reactiva que podéis pedir a vuestro médico para comprobar la inflamación. La exposición solar también es importante para utilizar el colesterol disponible y fabricar más vitamina D.

No tengas miedo a la sal y presta atención a los minerales. Cuando tus hábitos son buenos y tus niveles de insulina bajos no retenemos líquidos ni sodio, por lo que reponerlos es importante. Debemos tener miedo al azúcar y al exceso de carbohidratos y no a la sal. Ya sabéis que la culpa de la hipertensión, por mucho que vuestro médico os lo diga, no la tiene la sal, sino las recomendaciones nutricionales oficiales. Si eres deportista, llevar sodio en el agua que bebas en torno al ejercicio físico debería ser imprescindible. Beber agua solo no hidrata y además perjudicará el rendimiento.

Modera todo lo que puedas la exposición a la luz azul y todos los dispositivos electrónicos. Cuando no sea posible, utiliza gafas bloqueadoras de luz azul, sobre todo por la noche. Utiliza bombillas rojas que simulan la luz del fuego, de este modo, al evitar la luz azul artificial cuando es de noche, favorecerás la síntesis de melatonina que te ayudará en tu descanso nocturno. Respeta los ritmos circadianos y duerme un mínimo 7 horas, acuéstate pronto y no estés con el móvil o la televisión durante los momentos previos a conciliar el sueño. Si es inevitable, como digo, usa gafas que bloqueen la luz azul. Sigue dentro de tus posibilidades el ciclo del sol.

Borra la idea de dietas restrictivas, dietas veganas y demás modernidades. Piensa cómo hemos evolucionado y llegado hasta nuestros días.

Todo lo que aquí he contado no me lo he inventado y todo está respaldado científicamente. Os ofrezco la información para que seáis vosotros los que decidáis qué hacer con ella. Espero que os sirva de gran ayuda y recordad que os mantengo actualizados a través de mi Instagram, Twitter y demás redes sociales: *@josemacatalina*.

AGRADECIMIENTOS

Este libro no hubiese sido posible sin la ayuda y el apoyo de toda mi familia, que siempre me animó a seguir hacia delante. Agradecimiento muy especial para mi mujer, Andrea. La paciencia, su ayuda, los consejos, las numerosas veces que se ha leído los borradores de este manuscrito, las horas juntos repasando una y otra vez, el hecho de aguantar todo ese tiempo que he dedicado a esto y que, en muchas ocasiones, me mantenía prácticamente ausente con los cinco sentidos puestos en aprender, estudiar y escribir.

Agradecer también a todos aquellos autores, investigadores, científicos y profesionales de la salud que decidieron un día dar el paso hacia un lado y apartarse del camino oficial marcado. Ese camino del que es difícil retirarse, pues has de estar preparado para recibir numerosas críticas a diario, pero que sin duda es de vital importancia para detener esta espiral de patologías modernas que asola a la población. Sin todos ellos yo no estaría escribiendo estas líneas y, lo que es peor, mi salud, la de mi familia y la de todas aquellas personas que han confiado en mí sería muchísimo más deficiente ahora mismo.

Por supuesto, también quiero dar las gracias a todas estas personas que han tenido fe en mí y que se han dejado aconsejar. Todos esos deportistas que quisieron salirse del dogma y que, sin duda, con su boca a boca, me dieron a conocer, compartieron mis publicaciones o se dejaron asesorar. Sin todos ellos tampoco hubiese llegado hasta aquí.

Para finalizar, darte las gracias a ti por leer este libro y por ser otra persona más de mi comunidad.

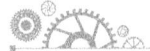

BIBLIOGRAFÍA

Aiello, L. C. y Wheeler, P. (1995). The expensive-tissue hypothesis: the brain and the digestive-system in human and primate evolution. *Curr. Anthropol. 36*(2), 199-221.

Aiello, L. C. y Wells, J. C. K. (2002). Energetics and the evolution of the genus Homo. *Annu. Rev. Anthropol, 31*, 323-338.

Alarcón, P., González, M. y Castro, É. (2016). The role of gut microbiota in the regulation of the immune response. *Rev Med Chil., 144*(7).

Alfredsson, L. Armstrong, B. K, Butterfield, D. A, Chowdhury, R., De Gruijl, F. R., Feelisch, M., Garland, C. F., Hart, P. H., Hoel, D. G., Jacobsen, R., Lindqvist, P. G., Llewellyn, D. J., Tiemeier, H., Weller, R. B. y Young, A. R. (2020). Insufficient Sun Exposure Has Become a Real Public Health Problem. *Int. J. Environ. Res. Public Health, 17*(14).

Allain, T. J. y Dhesi, J. (2003). Hypovitaminosis D in older adults. *Gerontology, 49*(5), 273-8.

Alessi, D. R., Pearce, L. R. y García-Martínez, J. M. (2009). New insights into mTOR signaling: mTORC2 and beyond. *Sci Signal, 2*(67).

Angelakis, E., Armougom, F., Carrière, F., Bachar, D., Laugier, R., Lagier, J. C., Robert, C., Michelle, C., Henrissat, B. y Raoult, D. (2015). A Metagenomic Investigation of the Duodenal Microbiota Reveals Links with Obesity. *PLoS One., 10*(9).

Annweiler, C., Allali, G., Allain, P., Bridenbaugh, S., Schott, A-M., Kressig, R. W. y Beauchet, O. (2009). Vitamin D and cognitive performance in adults: A systematic review. *Eur J Neurol, 16*(10), 1083-9.

Aragón-Vela, J., González-Acevedo, O., Plaza-Diaz, J., Casuso, R. A. y Huertas, J. R. (2022). Physiological Benefits and Performance of Sea Water Ingestion for Athletes in Endurance Events: A Systematic Review. *Nutrients, 14*(21).

Archidiacono, N., Storlazzi, C. T., Spalluto, C., Ricco, A. S., Marzella, R. y Rocchi, M. (1998). Evolution of chromosome Y in primates. *Chromosoma, 107*(4), 241-246.

Areta, J. L. y Hopkins, W. G. (2018). Skeletal Muscle Glycogen Content at Rest and During Endurance Exercise in Humans: *A Meta-Analysis. Sports Med., 48*(9), 2091-2102.

Ávila, J. M., Beltrán, B., Cuadrado, C., Del Pozo, S, Ruiz, E., Moreiras, G. (2007). *Valoración de la dieta española de acuerdo al Panel de Consumo Alimentario*. FEN.

Bakaloudi, D. R. Halloran, A., Rippin, H. L., Oikonomidou, A. C., Dardavesis, T. I., Williams, J., Wickramasinghe, K., Breda, J. y Chourdakis, M. (2021). Intake and adequacy of the vegan diet. A systematic review of the evidence. *Clin Nutr., 40*(5), 3503-3521.

Bamalan, O. A., Moore, M. J., Al Khalili, Y. Physiology, Serotonin. (Updated 2022).

Banks, W. A. (2008). The blood-brain barrier: connecting the gut and the brain. *Regul Pept., 149*(1-3), 11-4.

Barbés, C. (2001). Microbiota and gastrointestinal system. *Rev Esp Enferm Dig., 93*(5).

Bayón, C., Barriga, M. A. y Litwak, L. (2010). Incretinas, Incretinomiméticos, Inhibidores de DPP IV: 1er parte. *Revista argentina de endocrinología y metabolismo, 47*(1), 36-51.

Beauchet, O., Annweiler, C., Verghese, J., Fantino, B., Herrmann, F. R. y Allali, G. (2011). Biology of gait control: vitamin D involvement. *Neurology, 76*(19), 1617-22.

Bertolesi, G. E., Debnath, N., Malik, H. R., Man, L. L. H. y McFarlane, S. (2022). Using Changes in Skin Pigmentation as a Readout of Visual and Circadian Activity. *Front Neuroanat.*, 15.

Beulens, J. W., Booth, S. L., Van den Heuvel, E. G., Stoecklin, E. y Baka, A. (2013). Vermeer C. The role of menaquinones (vitamin K2) in human health. *Br J Nutr*, 110(8), 1357-68.

Boccio, J., Salgueiro, J., Lysionek, A., Zubillaga, M., Goldman, C., Weill, R. y Caro, R. (2003). Metabolismo del hierro: conceptos actuales sobre un micronutriente esencial. *ALAN*, 53(2), 119-132.

Bourre, J. M. (2005). Where to find omega-3 fatty acids and how feeding animals with diet enriched in omega-3 fatty acids to increase nutritional value of derived products for human: what is actually useful? *J Nutr Health Aging*, 9(4), 232-42.

Brennan, R., Jan, J. E. y Lyons, C. J. (2007). Light, dark, and melatonin: emerging evidence for the importance of melatonin in ocular physiology. *Eye (Lond).*, 21(7).

Britten, R. J. (2002). Divergence between samples of chimpanzee and human DNA sequences is 5%, counting indels. *PNAS*, 99(21), 13633-13635.

Brooks, G. A. (2018). The Science and Trasnslation of Lactate Shuttle Theory. *Cell Metab.*, 27(4).

Caminos, J. E., Nogueiras, R., Blanco, M., Seoane, L. M., Bravo, S., Alvarez, C. V., García-Caballero, T., Casanueva, F. F. y Diéguez, C. (2003). Cellular distribution and regulation of ghrelin messenger ribonucleic acid in the rat pituitary gland. *Endocrinology*, 144(11).

Campbell, I. G., Russell, S. E., Choong, D. Y., Montgomery, K. G., Ciavarella, M. L., Hooi, C. S., Cristiano, B. E., Pearson, R. B. y Phillips, W. A. (2004). Mutation of the PIK3CA gene in ovarian and breast cancer. *Cancer Res.* 64(21).

Campbell, M., Smith, D., Baird, J., Vogel, C. y Moon, E. G. (2020). A critical review of diet-related surveys in England, 1970-2018. *Arch Public Health.*

Cantorna, M. T., McDaniel, K., Bora, S., Chen, J. y James, J. Vitamin D, immune regulation, the microbiota, and inflammatory bowel disease. *Exp Biol Med (Maywood), 239*(11), 1524-30.

Carbajal, A. (2013). *Manual de Nutrición y Dietética.* Universidad Complutense de Madrid.

Cela, C. J. y Ayala, F. J. (2013). *Evolución Humana. El camino hacia nuestra especie.* Alianza Editorial.

Choudhury, J. D., Kumar, S., Mayank, V., Mehta, J. y Bardalai, D. (2012). A review on apoptosis & its different pathway. *Inter. J. Biol. Pharmaceut. Res., 3*(7), 848-861.

Church T. S., Martin, C. K., Thompson, A. M., Earnest, C. P., Mikus, C. R. y Blair, S. N. (2009). Changes in weight, waist circumference and compensatory responses with different doses of exercise among sedentary, overweight postmenopausal women. *PLoS One, 4*(2).

Cieślińska, A., Fiedorowicz, E., Rozmus, D., Sienkiewicz-Szłapka, E., Jarmołowska, B. y Kamiński, S. (2022). Does a Little Difference Make a Big Difference? Bovine ⊠-Casein A1 and A2 Variants and Human Health-An Update. *Int J Mol Sci., 23*(24).

Comprensión del sueño: conceptos básicos del cerebro. Oficina de Comunicación y Enlace Público. Instituto Nacional de Salud. https://www.education.ninds.nih.gov/brochures/17-NS-3440-C_508C °.pdf

Czabotar, P. E., Lessene, G., Strasser, A. y Adams, J. M. (2014). Control of apoptosis by the BCL-2 protein family: implications for physiology and therapy. *Nature Rev. Mol. Cell Biol., 15,* 49-63.

Daegling, D. J. y Grine, F. E. (1991). Compact bone distribution and biomechanics of early hominid mandibles. *Am J Phys Anthropol, 86* (3), 321-339.

Danilenko, K. V. y Samoilova, E. A. (2007). Stimulatory effect of morning bright light on reproductive hormones and ovulation: results of a controlled crossover trial. *PLoS Clin Trials, 2*(2).

Debras C., Chazelas, E., Srour, B., Druesne-Pecollo, N., Esseddik, Y., Szabo de Edelenyi, F., Agaësse, C., De Sa, A., Lutchia, R., Gigandet, S., Huybrechts, I., Julia, C., Kesse-Guyot, E., Allès, B., Andreeva, V. A., Galan, P., Hercberg, S., Deschasaux-Tanguy, M. y Touvier, M. Artificial sweeteners and cancer risk: Results from the NutriNet-Santé population-based cohort study. *PLoS Med., 19*(3).

DeCasien, A. R., Williams, S. A. y Higham, J. P. (2017). Primate brain size is predicted by diet but not sociality. *Nat Ecol Evol, 1*(5).

Dehghan, M., Mente, A., Zhang, X., Swaminathan, S., Li, W., Mohan, V., Iqbal, R., Kumar, R., Wentzel-Viljoen, E., Rosengren, A., Amma, L. I., Avezum, A., Chifamba, J., Diaz.,... Yusuf, S. (2017). Prospective Urban Rural Epidemiology (PURE) study investigators. Associations of fats and carbohydrate intake with cardiovascular disease and mortality in 18 countries from five continents (PURE): a prospective cohort study. *Lancet, 390*(10107), 2050-2062.

De Punder, K. y Pruimboom, L. (2013). The Dietary Intake of Wheat and other Cereal Grains and Their Role in Inflammation. *Nutrients,* 5(3).

Del Moral, M. y Rodríguez, J. (s. f.). *Características Del Homo Erectus.*

Deng, X., Song, Y., Manson, J. E., Signorello, L. B., Zhang, S. M., Shrubsole, M. J., Ness, R. M., Seidner, D. L. y Dai, Q. (2013).

Magnesium, vitamin D status and mortality: results from US National Health and Nutrition Examination Survey (NHANES) 2001 to 2006 and NHANES III. *BMC Med, 17,* 118.

Depner, C. M., Kirwan, R. D., Frederickson, S. J. y Miles, M. P. (2010). Enhanced inflammation with high carbohydrate intake during recovery from eccentric exercise. *Eur J Appl Physiol, 109*(6), 1067-1076.

Dona, A. y Arvanitoyannis, I. S. (2009). Health risks of genetically modified foods. *Crit Rev Food Sci Nutr., 49*(2), 164-175.

Drevon, A. (2018). *Fatty fish and fish oils are good for your brain.* https://mailchi.mp/0f4775405b02/lifebrain-monthly-e-newsletter-370333.

Druker, R. (2005). *Fisiología Médica.* El Manual Moderno.

Elmore, S. (2007). Apoptosis: A Review of Programmed Cell Death. *Toxicol. Pathol., 35*(4), 495-516.

Engel, U., Breborowicz, D., Bøg-Hansen, T. y Francis, D. (1997). Lectin staining of renal tubules in normal kidney. *APMIS, 105*(5), 416.

Ennezat, P. V., Guerbaai, R. A., Maréchaux, S., Le, Jemtel, T. H. y François, P. (2023). Extent of Low-density Lipoprotein Cholesterol Reduction and All-cause and Cardiovascular Mortality Benefit: A Systematic Review and Meta-analysis. *J Cardiovasc Pharmacol., 81*(1).

Errico, T, L., Chen, X., Martin, J. M., Julve, J., Escolà-Gil, J. C. y Blanco-Vaca, F. (2013). Basic mechanisms: structure, function and metabolism of plasma lipoproteins. *Clin Investig Arterioscler., 25*(2).

Esquivel-Solís, V. y Gómez-Salas, G. (2007). Implicaciones metabólicas del consumo excesivo de fructosa. *Acta Médica Costarricense, 49*(4), 198-202.

ESRC festival of Social Science. (2013). *Understanding changes in the British diet*.

Evolución mundial de la obesidad. OCDE.org. (última consulta diciembre 2022).

Exploring the role of mitochondrial dynamics in tumor regulation. (2009).

Faubert, B., Boily, G., Izreig, S., Griss, T., Samborska, B., Dong, Z., Dupuy, F., Chambers, C., Fuerth, B. J., Viollet, B., Mamer, O. A., Avizonis, D., DeBerardinis, R. J., Siegel, P. M. y Jones, R. G. (2013). AMPK is a negative regulator of the Warburg effect and suppresses tumor growth in vivo. *Cell Metab., 17*(1), 113-24.

Feinberg, A., Ohlsson, R. y Henikoff, S. (2006). The epigenetic progenitor origin of human cancer. *Nat Rev Genet., 7*(1), 21-33.

Feng, S., Wang, H., Liu, J., Aa, J, Zhou, F. y Wang, G. (2019). Multidimensional roles of ketone bodies in cancer biology: Opportunities for cancer therapy. *Pharmacol Res., 150*.

Foster, R. G., Roenneberg, T. (2008). Human responses to the geophysical daily, annual and lunar cycles. *Curr Biol., 18*(17).

Foster, R. G. (2021). Melatonina. *Biología Actual, 31*(22). https://doi.org/10.1016/j.cub.2021.10.029.

Fujiyama, A., Watanabe, H., Toyoda, A., Taylor, T. D., Itoh, T., Tsai, S. F., Park, H. S., Yaspo, M. L., Lehrach, H., Chen, Z., Fu, G., Saitou, N., Osoegawa, K., De Jong, P. J., Suto, Y., Hattori, M. y Sakaki, Y. (2002). Construction and analysis of a Human-Chimpanzee Comparative Clone Map. *Science, 295*(5552), 131-134.

Fuster, V. (2014). Global Burden of Cardiovascular Disease: Time to Implement Feasible Strategies and to Monitor Results. *Journal of the American College of Cardiology, 64*(5), 520-2.

Gagneux, P. y Varki, A. (2001). Genetic differences between humans and great apes. *Mol Phylogenet Evol*, *18*(1), 2-13.

Gammone, M. A., Riccioni, G., Parrinello, G. y D'Orazio, N. (2018). Omega-3 Polyunsaturated Fatty Acids: Benefits and Endpoints in Sport. *Nutrients*, *11*(1).

García-Casal, M., Leets, I. y Layrisse, M. (2000). Beta-carotene and inhibitors of iron absorption modify iron uptake by Caco-2cells. *J Nutr.*, *130*(1), 5-9.

Gast, G. C., De Roos, N. M., Sluijs, I., Bots, M. L., Beulens, J. W., Geleijnse, J. M., Witteman, J. C., Grobbee, D. E., Peeters, P. H. M. Y Van der Schouw, Y T. (2009). A high menaquinone intake reduces the incidence of coronary heart disease. *Nutr Metab Cardiovasc Dis*, *19*(7), 504-10.

Ghasemi, S., Wang, F., Sinclair, A. J., Elliott, G. y Turchini, G. M. (2019). How does high DHA fish oil affect health? A systematic review of evidence. *Crit Rev Food Sci Nutr.*, *59*(11).

Gibbons, A. (1998). Which of our genes make us human? *Science*, *281*(5382),1432-1434.

Gijsbers, B. L., Jie, K. S. y Vermeer, C. (1996). Effect of food composition on vitamin K absorption in human volunteers. *Br J Nutr,* *76*(2).

Goff, D. C. Jr., Zaccaro. D. J., Haffner, S. M. y Saad, M. F. (2003). Insulin Resistance Atherosclerosis Study. Insulin sensitivity and the risk of incident hypertension: insights from the Insulin Resistance Atherosclerosis Study. *Diabetes Care*, *26*(3).

González, R. (2005). Biodisponibilidad del hierro. *Rev. costarric.*, *14*(26), 6-12.

Gonzalo, V., Castellví-Bel, S., Balaguer, F., Pellisé, M., Ocaña, T. y Castells, A. (2008). Epigenética del cáncer. *Gastroenterología y hepatología*, *31*(1).

Guertin, D. A. y Sabatini, D. M. (2009). The pharmacology of mTOR inhibition. *Sci Signal, 2*(67).

Gundberg, C. M. y Lian, J. B. (2012). Booth SL. Vitamin K-dependent carboxylation of osteocalcin: friend or foe? *Adv Nutr, 3*(2), 149-57.

Gunter, M. J., Xie, X., Xue, X, Kabat, G. C., Rohan, T. E., Wassertheil-Smoller, S., Ho, G. Y., Wylie-Rosett, J., Greco, T., Yu, H., Beasley, J. y Strickler, H. D. (2015). Breast cancer risk in metabolically healthy but overweight postmenopausal women. *Cancer Res., 75*(2).

Hagiwara, A., Cornu, M., Cybulski, N., Polak, P., Betz, C., Trapani, F., Terracciano, L., Heim, M. H., Rüegg, M. A. y Hall, M. N. (2012). Hepatic mTORC2 activates glycolysis and lipogenesis through Akt, glucokinase, and SREBP1c. *Cell Metab., 15*(5), 725-738.

Harris, M. (1981). *Introducción a la antropología general*. Alianza.

Heaney, R. P. y Weaver, C. M. (1989). Oxalate: effect on calcium absorbability. *Am J Clin Nutr., 50*(4).

Hearris, M. A., Hammond, K. M., Fell, J. M. y Morton, J. P. (2018). Regulation of Muscle Glycogen Metabolism during Exercise: Implications for Endurance Performance and Training Adaptations. *Nutrients, 10*(3), 298.

Helland, I. B., Smith, L., Saarem, K., Saugstad, O. D. y Drevon, C.A. (2003). Maternal supplementation with very-long-chain n-3 fatty acids during pregnancy and lactation augments children's IQ at 4 years of age. *Pediatrics, 111*(1).

Henriksen, C, Almaas, A. N., Westerberg, A. C., Drevon, C. A, Iversen, P. O. y Nakstad, B. (2016). Growth, metabolic markers, and cognition in 8-year old children born prematurely, follow-up of a randomized controlled trial with essential fatty acids. *Eur J Pediatr, 175*(9), 1165-1174.

Henriksen, C., Haugholt, K., Lindgren, M., Aurvåg, A. K., Rønnestad, A., Grønn, M., Solberg, R., Moen, A., Nakstad, B., Berge, R. K., Smith, L., Iversen, P. O. y Drevon, C. A. (2008). Improved cognitive development among preterm infants attributable to early supplementation of human milk with docosahexaenoic acid and arachidonic acid. *Pediatrics, 121*(6), 1137-45.

Henry, K. *Coma bien para su tipo de cerebro*. Dra. Kate Henry. https://www.doctorkatehenry.com/eatrightbraintype

Holick, M. F. (2007). Vitamin D deficiency. *N Engl J Med, 357*(3), 266-81.

Howard, B. V., Manson, J. E., Stefanick, M. L., Beresford, S. A., Frank, G., Jones, B, Rodabough, R. J. Snetselaar, L., Thomson, C., Tinker, L., Vitolins, M. y Prentice, R. (2006). Low-Fat Dietary Pattern and Weight Change Over 7 Years: The Women's Health Initiative Dietary Modification Trial. *JAMA, 295*(1).

Howard, B. V., Van Horn, L., Hsia, J., Manson, J. E., Stefanick, M. L., Wassertheil-Smoller, S., Kuller, L. H., LaCroix, A. Z., Langer, R. D., Lasser, N. L., Lewis, C. E., Limacher, M. C., Margolis, K. L-, Mysiw, W. J., Ockene, J. K., Parker, L. M., Perri, M. G., Phillips, L., Prentice, R. L.,... Kotchen, J. M. (2006). Low-fat dietary pattern and risk of cardiovascular disease: the Women's Health Initiative Randomized Controlled Dietary Modification Trial. *JAMA, 295*(6), 655-66.

Institute of Medicine (US) Panel on Micronutrients. (2001). Dietary Reference Intakes for Vitamin A, Vitamin K, Arsenic, Boron, Chromium, Copper, Iodine, Iron, Manganese, Molybdenum, Nickel, Silicon, Vanadium, and Zinc. Washington (DC): *National Academies Press (US)*.

Iribarren C., Jacobs, D. R. Jr, Sidney, S., Claxton, A. J., Gross, M. D., Sadler, M. y Blackburn, H. (1997). Serum total cholesterol and risk of hospitalization, and death from respiratory disease. *Int J Epidemiol.*, 26(6).

Jianqin, S., Leiming, X., Lu, X., Yelland, G. W., Ni, J. y Clarke, A. J. (2016). Effects of milk containing only A2 beta casein versus milk containing both A1 and A2 beta casein proteins on gastrointestinal physiology, symptoms of discomfort, and cognitive behavior of people with self-reported intolerance to traditional cows' milk. *Nutr J.* 15(1).

Jones, P. y Baylin, S. (2002). The fundamental role of epigenetic events in cancer. *Nat Rev Genet.*, 3(6), 415-428.

Jones, P. A. y Baylin, S. B. (2007). The epigenomics of cancer. *Cell.* 128(4).

Kakuo, S., Asaoka, K. y Ide, T. (1999). Human is a unique species among primates in terms of telomere length. *Biochem Biophys Res Commun*, 263, (2), 308-314.

Kang, R., Zeh, H. J., Lotze, M. T. y Tang, D. (2011). The Beclin 1 network regulates autophagy and apoptosis. *Cell Death and Differentiation*, 18, 571-580.

Katagiri, R. Asakura, K., Kobayashi, S., Suga, H. y Sasaki, S. (2014). Low Intake of Vegetables, High Intake of Confectionary, and Unhealthy Eating Habits are Associated with Poor Sleep Quality among Middle-aged Female Japanese Workers. *J Occup Health*, 56(5), 359-68.

Kim, B-W., Kwon, D. H. y Song, H. K. (2016). Structure biology of selective autophagy receptors. *BMB Reports*, 49(2), 73-80.

Ko, F., Muthy, Z. A., Gallacher, J., Sudlow, C., Rees, G., Yang, Q., Keane, P. A., Petzold, A., Khaw, P. T., Reisman, C., Strouthidis, N. G.,

Foster, P. J. y Patel, P. J. (2018). Association of Retinal Nerve Fiber Layer Thinning With Current and Future Cognitive Decline: A Study Using Optical Coherence Tomography. *JAMA Neurol.*, 75(10).

Kobayashi, K. (2001). Role of catecholamine signaling in brain and nervous system functions: new insights from mouse molecular genetic study. *Journal of Investigative Dermatology Symposium Proceedings*, 6(1), 115-21.

Kojima, M, Hosoda, H., Date, Y., Nakazato M, Matsuo, H. y Kangawa, K. (1999). Ghrelin is a growth-hormone-releasing acylated peptide from stomach. *Nature*, 402, 656-660.

Kost, N. V., Sokolov, O. Y., Kurasova, O. B., Dmitriev, A. D., Tarakanova, J. N., Gabaeva, M. V., Zolotarev, Y. A., Dadayan, A. K., Grachev, S. A., Korneeva, E. V., Mikheeva, I. G. y Zozulya, A. A. (2009). Beta-casomorphins-7 in infants on different type of feeding and different levels of psychomotor development. *Peptides*, 30(10), 1854-60.

Krupa, K., Fritz, K. y Parmar, M. (2022). Omega-3Fatty Acids. *StatPearls*.

Kurek, M., Przybilla, B., Hermann, K. y Ring, J. (1992). A naturally occurring opioid peptide from cow's milk, beta-casomorphine-7, is a direct histamine releaser in man. *Int Arch Allergy Immunol.*, 97(2), 115-20.

Kurth-Kraczek, E. J., Hirshman, M. F., Goodyear, L. J. y Winder, W. W. (1999). 5' AMP-activated protein kinase activation causes GLUT4 translocation in skeletal muscle. *Diabetes*, 48(8), 1667-1671.

Kuipers, R. S., De Graaf, D. J., Luxwolda, M. F., Muskiet, M. H., Dijck-Brouwer, D. A. y Muskiet, F. A. J. (2011). Saturated fat, carbohydrates and cardiovascular disease. *Neth J Med.*, 69(9).

Langfort, J. L., Zarzeczny, R., Nazar, K. y Kaciuba-Uscilko, H. (2001). The effect of low-carbohydrate diet on the pattern of hormonal changes during incremental, graded exercise in young men. *Int J Sport Nutr Exerc Metab.*, *11*(2), 248-57.

Lavigne, P. M., Haseeb, J. y Karas, R. (2012). The Association Between Lower Levels Of Low-Density Lipoprotein Cholesterol And Cancer Predates The Diagnosis Of Cancer By 18 Years. *Journal of the American College of Cardiology*, *59*(13), Supplement.

Lewin, R. (1994). *Evolución humana. Biblioteca Científica*. Salvat.

Lim, C. T., Kola, B. y Korbonits, M. AMPK as a mediator of hormonal signalling. *J Mol Endocrinol.*, *44*(2), 87-97.

Liu S., Willett, W. C., Stampfer, M. J., Hu, F. B., Franz, M., Sampson, L., Hennekens, C. H. y Manson, J. E. (2000). A prospective study of dietary glycemic load, carbohydrate intake, and risk of coronary heart disease in US women. *Am J Clin Nutr.*, *71*(6).

López-Picado, A, Marina, I, Fernández, M., Martínez, M. y Marina, I. (2010). Vitaminas hidrosolubles y liposolubles. *Farmacia Profesional*, *24*(5).

Ludsgaard, A. M., Fritzen, A. M. y Kiens B. (2018). Molecular Regulation of Fatty Acid Oxidation in Skeletal Muscle during Aerobic Exercise. *Trends Endocrinol Metab.*, *29*(1), 18-30.

Lynch, S. V. y Pedersen, O. (2016). The human intestinal microbiome in health and disease. *N Engl J Med.*, *375*(24).

Ma, J., Pollak, M. N., Giovannucci, E., Chan, J. M., Tao, Y., Hennekens, C. H. y Stampfer, M. J. (1999). Prospective study of colorectal cancer risk in men and plasma levels of insulin-like growth factor (IGF)-I and IGF-binding protein-3. *J Natl Cancer Inst.*, *91*(7).

Ma, J., Giovannucci, E., Pollak, M., Leavitt, A., Tao, Y., Gaziano, J. M. y Stampfer, M. J. (2004). A prospective study of plasma C-peptide and colorectal cancer risk in men. *J Natl Cancer Inst., 96*(7).

Madrigal, L. y González-José, R. (2016). *Introducción a la Antropología Biológica*.

Maher, F., Vannucci, S. J. y Simpson, I. A. (1994). Glucose transporter proteins in brain. *FASEB J., 8*(13), 1003-11.

Mahmut, A., Ozdemir, O., Erdem, S. Y Bozan, N. (2012). Sunglasses may play a role in depression. *Journal of Mood Disorders, 2*(2), 80-83.

Maldonado, O., Ramírez, I., García, J. R., Ceballos, G. M. y Méndez, E. (2012). Colesterol: Función biológica e implicaciones médicas. *Rev. mex. cienc. farm., 43*(2).

Manetta J., Brun, J. F., Maimoun, L., Callis, A., Préfaut, C. y Mercier, J. (2002). Effect of training on the GH/IGF-I axis during exercise in middle-aged men: relationship to glucose homeostasis. *Am J Physiol Endocrinol Metab., 283*(5)

Manolis, A. S., Manolis, T. A. y Manolis, A. A. (2023). Ketone Bodies and Cardiovascular Disease: An Alternate Fuel Source to the Rescue. *Int J Mol Sci, 24*(4), 3534.

Marasco, G., Di Biase, A. R., Schiumerini, R., Eusebi, L. H., Iughetti, L., Ravaioli, F., Scaioli, E., Colecchia, A. y Festi, D. (2016). Gut microbiota and celiac disease. *Dig Dis Sci., 61*(6).

Mariscal-Arcas, M, Rivas, A., Velasco, J, Ortega M, Caballero, A. M. y Olea-Serrano, F. (2009)-Evaluation of the Mediterranean Diet Quality Index (KIDMED) in children and adolescents in Southern Spain. *Public Health Nutr, 12*(9), 1408-12.

Martínez-Torres, C., Romano, E. y Layrisse, M. (1981). Effect of cysteine on iron absorption in man. Am J Clin Nutr, 34(3).

M. A. Rubio Herrera et al / Med Clin Monogr (Barc). (2011).

Mata, F, Grimaldi-Puyana M., y Sánchez-Oliver, A. J. (2019). Reposición de Glucógeno Muscular en la Recuperación del Deportista. *SPORT TK-Revista EuroAmericana de Ciencias del Deporte*, 8(1), 57-66.

May, A. I., Devenish, R. y Prescott, M. (2012). The Many Faces of Mitochondrial Autophagy: Making Sense of Contrasting Observations in Recent Research. *International J Cell Biol*.

Medina, R. A. y Owen, G. I. (2002). Glucose transporters: expression, regulation and cancer. *Biological Research*, 35, 9-26.

Mensah, G. A. A., Roth, G. A. y Fuster, V. (2019). The Global Burden of Cardiovascular Diseases and Risk Factors: 2020 and Beyond. *Journal of the American College of Cardiology*, 74(20), 2529-2532.

Menzel J., Abraham, K., Stangl, G. I., Ueland, P. M., Obeid, R., Schulze, M. B., Herter-Aeberli, I., Schwerdtle, T. y Weikert, C. (2021). Vegan Diet and Bone Health-Results from the Cross-Sectional RBVD Study. *Nutrients*, 13(2), 685.

Milton, K. (1999). A hypothesis to explain the role of meat-eating in human evolution. *Evol. Anthropol*, 8(1), 11-21.

Ministerio de Sanidad. *Algo de historia. Evolución de la pirámide de la alimentación*. sanidad.gob.es

Montero-Odasso, M. (2014). Vitamin D. A hormone in disguise. *Rev Esp Geriatr Gerontol*, 49(5), 199-200.

National Center for Health Statistics. Obesity 1988-2010. (2014). (Última consulta diciembre 2022).

Navarro-Ledesma, S.; Gijon-Nogueron, G., Reina-Martín, I., Ortega-Avila, A. B. y Pruimboom, L. (2022). Patellar and Achilles Tendon Thickness Differences among Athletes with Different Numbers of Meals per Day: A Cross-Sectional Study. *Int. J. Environ. Res. Public Health*, *19*(4), 2468.

Näslund, E. y Hellström, P. M. (2007). Appetite signaling: from gut peptides and enteric nerves to brain. *Physiol Behav.*, *91*(1-2), 256-62.

Nutrition Classics. The Anatomical Record, Volume 78, 1940: Hypothalamic lesions and adiposity in the rat. *Nutr Rev.*, *41*(4), 124-7.

Ogden, C. L. Kit, B. K., Fakouri, T. H., Carroll, M. D. y Flegal, K. M. (2014). The Epidemiology of Obesity among Adults. *Diseases and clinical methodology*, 394-404.

OMS, FAO. (2003). Dieta, nutrición y prevención de enfermedades crónicas. Informe de una consulta Mixta de Expertos OMS/FAO. Ginebra: Organización Mundial de la Salud.

Ortiz, Del Arco, J. (2010). Dispensación de Productos Alimenticios. *Farmacia Profesional*, *24*(1), 53-59.

Otera, H. y Mihara, K. (2012). Mitochondrial Dynamics: Functional Link with Apoptosis. *International J Cell Biol*.

Pal, S., Woodford, K., Kukuljan, S. y Ho, S. (2015). Milk Intolerance, Beta-Casein and Lactose. *Nutrients*, *7*(9).

Pelto, L., Impivaara, O., Salminen, S., Poussa, T., Seppänen, R. y Lilius, E. M. (1999). Milk hypersensitivity in young adults. *Eur J Clin Nutr.*, *53*(8).

Peter, M., Cholsoon, J., Zoltan, A. y Wilhelm, K. (2018). Fructose metabolism, cardiometabolic risk, and the epidemic of coronary artery disease. *European Heart Journal, 39*(26), 2497-2505.

Pontzer, H., Brown, M., Raichlen, D. et al. Aceleración metabólica y la evolución del tamaño del cerebro humano y la historia de vida. *Naturaleza, 533*, 390-392.

Puchalska, P. y Crawford, P. A. (2017). Multi-dimensional Roles of Ketone Bodies in Fuel Metabolism, Signaling, and Therapeutics. *Cell Metab, 25*(2), 262-284.

Puchalska, P. y Crawford, P. A. (2021). Metabolic and Signaling Roles of Ketone Bodies in Health and Disease. *Annu Rev Nutr, 41*, 49-77.

Raichle, M. E. y Gusnard, D. A. Appraising the brain's energy budget. *Proc Natl Acad Sci U S A, 99*(16), 10237-9.

Ramakrishna, B. S. (2013). Role of the gut microbiota in human nutrition and metabolism. *J Gastroenterol Hepatol., 28*.

Ravnskov, U., De Lorgeril, M., Diamond, D. M., Hama, R., Hamazaki, T., Hammarskjöld, B., Hynes, N., Kendrick, M., Langsjoen, P. H., Mascitelli, L., McCully, K. S., Okuyama, H., Rosch, P. J., Schersten, T., Sultan, S. y Sundberg, R. (2018). LDL-C does not cause cardiovascular disease: a comprehensive review of the current literature. *Expert Rev Clin Pharmacol., 11*(10).

Rees-Milton, K. J., Norman, P., Babiolakis, C., Hulbert, M., Turner, M. E., Berger, C., Anastassiades, T. P., Hopman, W. M., Adams, M. A., Powley, W. L. y Holden, R. M. (2020). Statin Use is Associated With Insulin Resistance in Participants of the Canadian Multicentre Osteoporosis Study. *J Endocr Soc., 4*(8).

Reeves, G. K., Pirie, K., Beral, V., Green, J., Spencer, E. y Bull, D. (2007). Cancer incidence and mortality in relation to body mass index in the Million Women Study: cohort study. *Br Med J., 335*(7630).

Reddy, P. y Edwards, L. R. (2019). Magnesium Supplementation in Vitamin D Deficiency. *Am J Ther., 26*(1), e124-e132.

Reyes, A. I., Sosa, N., Saavedra, P., Gómez de Tejada, M. J., Jódar, E. y Sosa, M. (2017). Valoración de la capacidad predictiva de la calculadora Garvan del riesgo de fractura a 10 años en una población española. *Rev Osteoporos Metab Miner, 9*(2), 55-61.

Rizal, Y., Westaway, K. E., Zaim, Y., D van den Bergh, G., Bettis 3rd, E. A., Morwood, M. J., Huffman, O. F., Grün, R., Joannes-Boyau, R., Bailey, R. M., Sidarto, Westaway, M. C., Kurniawan, I., Moore, M. W., Storey, M., Aziz, F., Suminto, Zhao, J. X., Aswan, Sipola, M. E., Larick, R., Zonneveld, J. P., Scott, R., Putt, S. y Ciochon, R. L. (2020). Last appearance of Homo erectus at Ngandong, Java, 117,000-108,000 years ago. *Nature, 577*(7790), 381-385.

Robida-Stubbs, S. Glover-Cutter, K., Lamming, D. W., Mizunuma, M., Narasimhan, S. D., Neumann-Haefelin, E., Sabatini, D. M. y Blackwell, T. K. (2012). TOR signaling and rapamycin influence longevity by regulating SKN-1/Nrf and DAF-16/FoxO. *Cell Metab., 15*(5), 713-724.

Rojas, E. A., Yuing, T. A., Ruiz-Tagle, F. E., Gonzalez, P. A. y Zelada, F. E. (2010) AMPK: estructura, rol fisiológico, regulación y acción en alteraciones metabólicas. *Journal of Movement and Health (JMH), 11*(2), 67-74.

Rothen, J. P., Rutishauser, J., Arnet, I. y Allemann, S. S. (2023). Renal insufficiency and magnesium deficiency correlate with a decreased formation of biologically active cholecalciferol: a retrospective observational study. *Int J Clin Pharm, 45*(1).

Rubio, M. A., Gutiérrez, J. A, Gómez, J. A., Ballesteros, M. D. y Montoya, M. T. (2000). Estudio DRECE: dieta y riesgo de enfermedades cardiovasculares en España. Hábitos alimentarios en la población española. *Endocrinología y Nutrición, 47*(10), 294-300.

Rutledge, A. C. y Adeli, K. (2007). Fructose and the metabolic syndrome: pathophysiology and molecular mechanisms. *Nutr Rev.*, 65.

Sacchetti, P., Jain, S., Yadav, H. y Paoli, A. (2023). Editorial: Impact of ketogenic diet on metabolic and brain health. *Front Neurosci*, 16.

Saini, V. (2010). Molecular mechanisms of insulin resistance in type 2 diabetes mellitus. *World J Diabetes*, 1(3), 68-75.

Saltiel, A. R. (2012). Insulin resistance in the defense against obesity. *Cell Metab.*, 15(6), 798-804.

Samuels Y., Wang, Z., Bardelli, A., Silliman, N., Ptak, J., Szabo, S., Yan, H., Gazdar, A., Powell, S. M., Riggins, G. J., Willson, J. K., Markowitz, S., Kinzler, K. W., Vogelstein, B. y Velculescu, V. E. High frequency of mutations of the PIK3C°A gene in human cancers. *Science*, 304(5670).

Sanz, Y. (2010). Effects of a gluten-free diet on gut microbiota and immune function in healthy adult humans. *Gut Microbes.*, 1(3).

Sasaki, N., Maeda, R., Ozono, R., Yoshimura, K., Nakano, Y. y Higashi, Y. (2022). Adipose tissue insulin resistance predicts the incidence of hypertension: The Hiroshima Study on Glucose Metabolism and Cardiovascular Diseases. *Hypertens Res.*, 1-9.

Sebastián-Domingo, J. J. y Sánchez-Sánchez, C. (2018). De la flora intestinal al microbioma. *Revista Española de Enfermedades Digestivas*, 110(1), 51-56.

Shao, S., Fang, Z. Yu, X. y Zhang, M. (2009). Transcription factors involved in glucose-stimulated insulin secretion of pancreatic beta cells. *Biochem Biophys Res Commun.*, 384(4), 401-404.

Scherer, T., O'Hare, J., Diggs-Andrews, K., Schweiger, M., Cheng, B., Lindtner, C., Zielinski, E., Vempati, P., Su, K., Dighe, S., Milsom, T., Puchowicz, M., Scheja, L., Zechner, R., Fisher, S. J., Previs, S. F. y Buettner, C. (2011). Brain insulin controls adipose tissue lipolysis and lipogenesis. *Cell Metab.*, 13(2), 183-194.

Schurgers, L. J., Teunissen, K. J., Hamulyák, K., Knapen, M. H., Vik, H. y Vermeer, C. (2007). Vitamin K-containing dietary supplements: comparison of synthetic vitamin K1 and natto-derived menaquinone-7. *Blood, 109*(8), 3279-83.

Seoane, L. M., Tovar, S., Baldelli, R., Arvat, E., Ghigo, E., Casanueva, F. F. y Dieguez, C. (2000). Ghrelin elicits a marked stimulatory effect on GH secretion in freely-moving rats. *Eur J Endocrinol., 143*(5).

Shaterian, N., Abdi, F., Ghavidel, N. y Alidost, F. (2021). Role of cesarean section in the development of neonatal gut microbiota: A systematic review. *Open Med (Wars), 16*(1).

Shea, M. K, O'Donnell, C. J., Hoffmann, U., Dallal, G. E., Dawson-Hughes, B., Ordovas, J. M., Price, P A., Williamson, M. K. y Booth, S. L. (2009). Vitamin K supplementation and progression of coronary artery calcium in older men and women. *Am J Clin Nutr, 89*(6), 1799-807.

Sigurgardottir, S., Helgason, A., Gulcher, J.R., Stefansson, K. y Donnelly P. The mutation rate in the human mtDNA control region. *Am J Hum Genet, 66*,1599-1609.

Simopoulos, A. P. (2011). Evolutionary aspects of diet: the omega-6/omega-3 ratio and the brain. *Mol Neurobiol., 44*(2), 203-15.

Siri-Tarino, P. W., Sun, Q., Hu, F. B. y Krauss, R. M. (2010). Meta-analysis of prospective cohort studies evaluating the association of saturated fat with cardiovascular disease. *Am J Clin Nutr., 91*(3).

Siri-Tarino, P. W., Sun, Q., Hu, F. B. y Krauss, R. M. (2010). Saturated fat, carbohydrate, and cardiovascular disease. *Am J Clin Nutr., 91*(3).

Soler, M. J., Lloveras, J. y Batlle, D. (2008). Enzima conversiva de la angiotensina 2 y su papel emergente en la regulación del sistema renina-angiotensina. *Med Clin (Barc), 131*(6), 230-236.

Stokic, E., Romani, A., Ilincic, B., Kupusinac, A., Stosic, Z. y Isenovic, E. R. (2018). Chronic Latent Magnesium Deficiency in Obesity Decreases Positive Effects of Vitamin D on Cardiometabolic Risk Indicators. *Curr Vasc Pharmacol, 16*(6), 610-617.

Sonksen, P. H. (2001). Hormones and sport. Insulin, growth hormone and sport. *Journal of Endocrinology, 170*(1).

Summers, S. A. Sphingolipids and insulin resistance: the five Ws. *Curr Opin Lipidol., 21*(2), 128-135.

Suzuki, H., Osawa, T., Fujioka, Y. y Noda, N. N. (2017). Structural biology of the core autophagy machinery. *Curr. Opin. Struct. Biol., 43*, 10-17.

Svensson, E., Horváth-Puhó, E., Thomsen, R. W., Djurhuus, J. C., Pedersen, L., Borghammer, P. y Sørensen, H. T. (2015). Vagotomy and subsequent risk of Parkinson's disease. *Ann Neurol., 78*(4), 522-9.

Tabung, F. K., Wang, W., Fung, T. T., Smith-Warner, S. A., Keum, N., Wu, K., Fuchs, C. S., Hu, F. B. y Giovannucci, E. L. (2018). Association of dietary insulinemic potential and colorectal cancer risk in men and women. *Am J Clin Nutr., 108*(2), 363-370.

Teaford, M. F. (1988). A review of dental microwear and diet in modern mammals. *Scanning Microsc, 2*(2), 1149-1166.

Teaford, M. F. y Ungar, P. S. (2000). Diet and the evolution of the earliest human ancestors. *PNAS, 97*(25), 13506-13511.

Tiganis, T. (2011). Reactive oxygen species and insulin resistance: the good, the bad and the ugly. *Trends Pharmacol Sci., 32*(2), 82-89.

Tostado-Madrid, T., Benítez, I., Pinzón-Navarro, A., Bautista-Silva, M. y Ramírez-Mayans, J. A. (2015). Actualidades de las características del hierro y su uso en pediatría. *Acta pediatr., 36*(3), 189-200.

Trichopoulou, A., Bamia, C. y Trichopoulos, D. (2009). Anatomy of health effects of Mediterranean diet: Greek EPIC prospective cohort study. *BMJ*, *338*.

Tseng, C. H. (2016). Factors Associated with Cancer- and Non-Cancer-Related Deaths among Taiwanese Patients with Diabetes after 17 Years of Follow-Up. *PLoS One.*, *11*(12).

Tsujimoto, T., Kajio, H. y Sugiyama, T. (2017). Association between hyperinsulinemia and increased risk of cancer death in nonobese and obese people: A population-based observational study. *Int J Cancer.*, *141*(1), 102-111.

Unwin, D., Unwin, J., Crocombe, D., Delon, C., Guess, N., Wong, C. (2021). Renal function in patients following a low carbohydrate diet for type 2 diabetes: a review of the literature and analysis of routine clinical data from a primary care service over 7 years. *Curr Opin Endocrinol Diabetes Obes.*, *28*(5), 469-479.

Uwitonze, A. M. y Razzaque, M. S. (2018). Role of Magnesium in Vitamin D Activation and Function. *J Am Osteopath Assoc.*, *118*(3), 181-189.

Van Cauter, E. y Copinschi, G. (2000). Interrelationships between growth hormones and sleep. *Growth Hormone and IGF Research*.

Van Driel, M. Koedam, Buurman, C. J., Hewison, M., Chiba, H, Uitterlinden, A. G., Pols, H. A. P. Y Van Leeuwen, J. P. T. M. (2006). Evidence for auto/paracrine actions of vitamin D in bone: 1alpha-hydroxylase expression and activity in human bone cells. *FASEB J*, *20*(13), 2417-9.

Vázquez, R. (1992). Homo erectus: Origen y migración a Asia. *Cuadernos de Antropología*, *8*(1), 91-103.

Verheus, M., Peeters, P. H., Rinaldi, S., Dossus, L., Biessy, C., Olsen, A., Tjønneland, A., Overvad, K., Jeppesen, M., Clavel-Chapelon, F., Téhard, B., Nagel, G., Linseisen, J., Boeing, H., Lahmann, P. H., Arvaniti, A., Psaltopoulou, T., Trichopoulou, A., Palli, D.,... Kaaks, R. (2006). Serum C-peptide levels and breast cancer risk: results from the European Prospective Investigation into Cancer and Nutrition (EPIC). *Int J Cancer.*, *119*(3), 659-67.

Vermeer, C. (2012). Vitamin K: the effect on health beyond coagulation - an overview. *Food Nutr Res*, *56*.

VIVO Pathopshysiology. (2018). *The Pineal Gland and Melatonin.* www.vivo.colostate.edu/hbooks/pathphys/endocrine/otherendo/pineal.html.

Walther, B, Karl, J. P., Booth, S. L. y Boyaval, P. (2013). Menaquinones, bacteria, and the food supply: the relevance of dairy and fermented food products to vitamin K requirements. *Adv Nutr, 4*(4).

Ward, C., Leakey, M. y Walker, A. (1999). The new hominid species Australopithecus anamensis. *Evol Anthropol.*, *7*, 197-205.

Wei, E. K., Ma, J., Pollak, M. N., Rifai, N., Fuchs, C. S., Hankinson, S. E. y Giovannucci, E. (2005). A prospective study of C-peptide, insulin-like growth factor-I, insulin-like growth factor binding protein-1, and the risk of colorectal cancer in women. *Cancer Epidemiol Biomarkers Prev.*, *14*(4), 850-5.

White, T., Suwa, G. y Asfaw, B. (1994). Australopithecus ramidus, a new species of early hominid from Aramis, Ethiopia. *Nature*, *371*(6495), 306-312.

Wood, B. (2011). Did early Homo migrate "out of" or "in to" Africa? *Proc Natl Acad Sci, 108*(26), 10375-10376.

Wullschleger, S., Loewith, R. y Hall, M. N. (2006). TOR signaling in growth and metabolism. *Cell.*, *124*(3), 471-484.

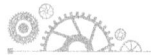

Xu, K., Liu, P. y Wei, W. (2014)- mTOR signaling in tumorigenesis. *Biochim Biophys Acta*, *1846*(2), 638-54.

Yuan, X., Ma, C., Li, J., Li, J., Yu, R., Cai, F., Qu, G., Yu, B., Liu, L., Zeng, D., Jiao, Q., Liao, Q. y Lv, X. (2023). Indirect bilirubin impairs invasion of osteosarcoma cells via inhibiting the PI3K/AKT/MMP-2 signaling pathway by suppressing intracellular ROS. *J Bone Oncol.*, *39*.

Zaki, H. A., Iftikhar, H., Bashirm K., Gad, H., Samir Fahmy, A. y Elmoheen, A. (2022). A Comparative Study Evaluating the Effectiveness Between Ketogenic and Low-Carbohydrate Diets on Glycemic and Weight Control in Patients With Type 2 Diabetes Mellitus: A Systematic Review and Meta-Analysis. *Cureus*, *14*(5).

Zhang, Y., Proenca, R., Maffei, M., Barone, M., Leopold, L. y Friedman, J. M. (1994). Positional cloning of the mouse obese gene and its human homologue. *Nature*, *372*(6505), 425-432.

Zhang, B. B., Zhou, G. y Li, C. (2009). AMPK: an emerging drug target for diabetes and the metabolic syndrome. *Cell Metab.*, *9*(5), 407-416.

Zhao, D, Yu, Y., Shen, Y., Liu, Q., Zhao, Z., Sharma, R. y Reiter, R. J. (2019). Melatonin Synthesis and Function: Evolutionary History in Animals and Plants. *Front Endocrinol (Lausanne)*, *10*, 249.

Zheng J., Wang, M., Wei, W., Keller, J. N., Adhikari, B., King, J. F., King, M. L., Peng, N. y Laine, R. A. (2016). Dietary Plant Lectins Appear to Be Transported from the Gut to Gain Access to and Alter Dopaminergic Neurons of Caenorhabditis elegans, a Potential Etiology of Parkinson's Disease. *Front Nutr.*, *3*.

Zhou, G., Sebhat, I. K. y Zhang, B. B. (2009). AMPK activators--potential therapeutics for metabolic and other diseases. *Acta Physiol (Oxf)*, *196*(1), 175-190.

Zimmet, P., Alberti, K. G. M. M., Stern, N., Bilu, C., El-Osta, A., Einat, H. y Kronfeld-Schor, N. (2019). The Circadian Syndrome: is the Metabolic Syndrome and much more! *J Intern Med.*, *286*(2), 181-191.

Zink, K. y Lieberman, D. (2016). Impact of meat and Lower Palaeolithic food processing techniques on chewing in humans. *Nature, 531*, 500-503.

Zouhal, H., Jacob, C., Delamarche, P. y Gratas-Delamarche, A. (2008). Catecholamines and the effects of exercise, training and gender. *Sports Medicine, 38*(5), 401-23.

JOSÉ MARÍA CATALINA DE LA PEÑA

Soria (España) 1982. Dietista, experto universitario en Nutrición Deportiva y diplomado en Rehabilitación Celular.

También es deportista, en concreto ciclista, y actualmente sigue compitiendo de forma federada.

Realiza una labor divulgativa en las redes sociales y en los medios de comunicación, siendo el autor del programa «Comer Bien» en el espacio *Más de uno Soria* de Onda Cero Radio.

En la actualidad, asesora a deportistas de todos los niveles así como a todo tipo de personas, con o sin patologías, que necesiten reeducar sus hábitos nutricionales para conseguir una salud plena.

Correo electrónico: josemacatalina@gmail.com

Twitter: @josemacatalina

Instagram: @josemacatalina

EL DISEÑO HUMANO
ALIMENTACIÓN Y HÁBITOS PARA RECUPERAR TU SALUD

www.ingramcontent.com/pod-product-compliance
Lightning Source LLC
Chambersburg PA
CBHW071449220526
45472CB00003B/732